保健智慧

名人养生

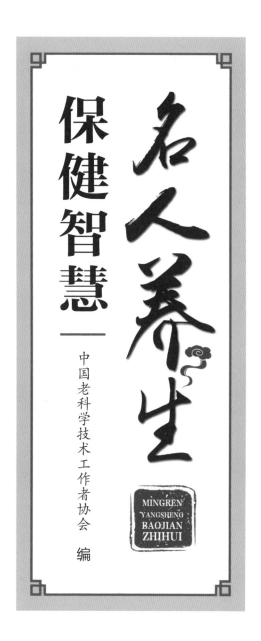

中国老科学技术工作者协会 编

MINGREN
YANGSHENG
BAOJIAN
ZHIHUI

U0293248

中国科学技术出版社

·北 京·

图书在版编目（CIP）数据

名人养生保健智慧 / 中国老科学技术工作者协会编；
-- 北京：中国科学技术出版社，2021.10
ISBN 978-7-5046-9193-4

Ⅰ. ①名… Ⅱ. ①中… Ⅲ. ①养生（中医）—
基本知识 Ⅳ. ①R212

中国版本图书馆 CIP 数据核字（2021）第 185755 号

编选小组	龙雨忠　庞传都
策划编辑	张敬一
责任编辑	李　睿
封面设计	中文天地
责任校对	邓雪梅
责任印制	李晓霖
出　　版	中国科学技术出版社
发　　行	中国科学技术出版社有限公司发行部
地　　址	北京市海淀区中关村南大街 16 号
邮　　编	100081
发行电话	010-62173865
传　　真	010-62173081
网　　址	http://www.cspbooks.com.cn
开　　本	787mm×1092mm　1/16
字　　数	120 千字
印　　张	8.25
版　　次	2021 年 10 月第 1 版
印　　次	2021 年 10 月第 1 次印刷
印　　刷	北京荣泰印刷有限公司
书　　号	ISBN 978-7-5046-9193-4 / R·2775
定　　价	68.00 元

（凡购买本社图书，如有缺页、倒页、脱页者，本社发行部负责调换）

随着我国人口老龄化进程的加快，平均期望寿命不断上升，加之生活水平提高和生活方式变化，如何养生保健、减压安心，成为广大人民群众尤其是中老年人普遍关注的话题。党的十八大以来，以习近平同志为核心的党中央把维护人民健康摆在更加突出的位置，发出建设健康中国的号召。"上医治未病"，加快推进健康中国建设，必须坚持预防为主。知而行，让大众普遍掌握或了解养生保健知识，让更多的人在自我健康养护中发挥主观能动性具有十分重要的意义。中国老科学技术工作者协会联合广西壮族自治区老科学技术工作者协会编写了这本《名人养生保健智慧》。此书为"中国老科协、中国科协科普部智慧助老行动三年计划"系列成果之一，内容广博，注重实用，是一本养生保健类科普作品。

本书记录了古往今来许多名人的养生之法。他们的养生之道、生命之学，蕴含着独特价值。名人养生智慧不仅可以让读者学到有用的养生知识、经验和方法，更可以让人们直接感触到中华文明的丰富内涵。在满足公众健康需求的同时，传播中华文明。

本书内容通俗易懂，简便实用，不同年龄阶段、文化水平的读者都可以将其作为养生保健的参考，特别适合于中老年人，但要注意量我而用，量力而行。相信本书的出版可以为广大中老年人呈现一份有益的读物，期待今后有更多优秀的健康科普作品出版，衷心祝愿广大老科技工作者身心健康，快乐长寿！

杨继平

2021 年 8 月 10 日

目录
Contents

第一部分

21 种自我诊断、保健方法

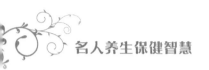

自我保健是新兴的第四医学，与第一医学（临床医学）、第二医学（预防医学）、第三医学（康复医学）相比，其理论和实践方法的最大不同点是：它不仅以疾病和患者为对象，而且更加强调自我保护，倡导科学的自我保健，包括自我保健医学方法的应用。

什么是自我保健？

自我保健是人们为了自身的健康，自我发现、自我保护、自我处理、自我治疗的一种保健行为方式。它所起到的健康效果是现有卫生服务体系难以达到的。

自我保健有哪些内容？

自我保健主要是通过利用自己所掌握的医学知识和养生保健手段，在不住院、不求助医生和护士的情况下，依靠自己和家庭的力量对身体进行自我观察、诊断、治疗、护理和预防等工作，逐步养成良好的生活习惯，建立起一套适合自身健康状况的养生方法，以达到健身祛病、推迟衰老和延年益寿的目的。但自我保健不能代替医学治疗，仅用于日常健康的维护、疾病的预防。

21 种自我诊断、保健方法

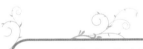

1. 舌头

舌头色淡红而润泽，舌苔薄白，没有裂痕和凹痕，表明健康状况良好。

舌苔变厚：表明消化不良，肠道中腐败有机物较多，或有发热头痛的情况存在。

舌色过淡：可能患有贫血。

舌色青紫：表明身体缺氧，体内有瘀血停滞，多见于肺心病、肝脏病及癌症患者。

舌色鲜红而平、发干、皲裂：表明可能患有糖尿病。

舌头亮而红：表明缺乏维生素 B_{12} 或叶酸。

舌头呈紫色或洋红色：表明缺乏维生素 B_2。

舌头伸出时震颤：表明可能患神经衰弱、久病体虚、脑炎、甲亢等。

舌头红肿、舌上出现芒刺：表明可能有重症肺炎、猩红热或其他发高热的疾病。

舌头运动不灵活，说话含糊不清：是脑溢血的先兆。

舌头胖嫩，舌边出现齿痕：表明有水肿，缺乏维生素 B_1。

舌头胖大：表明可能患有甲状腺功能低下。

舌尖有白色舌苔：可能患胃黏膜炎。

舌头肿胀发红：胆或胰腺可能患病。

舌后有白色舌苔：可能患有肠炎。

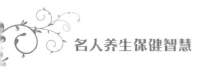

舌头肿胀发红：胆或胰腺可能患病。

舌苔发黄：表明肝功可能偏高，或消化不良。

2. 口感

"鼻闻香臭，舌尝五味"。如在进食时口中有异味感，或不进食也觉得口腔内有异味，则有可能得了某种疾病。

口苦：多为肝胆有热、胆气熏蒸所致，与胆汁排泄失常有关。

口甜：由于脾胃湿热郁阻，肝脾痰火内蕴所致，与消化系统功能紊乱有关。

口酸：常见于胃炎或消化道溃疡。

口辣：多属肝火偏旺、肾虚痰热者，高血压、神经官能症、更年期综合征、长期低热患者也可出现这种情况。

口咸：多见于慢性咽炎、口腔溃疡患者，有时也可出现在慢性肾炎、肾功能受损者身上。

口淡：多见于脾胃虚寒或病后脾虚运气无力者。消化系统疾病、内分泌疾病及长期发热等消耗性疾病、营养不良、蛋白质及热量不足等，均会产生口淡之感。

口涩：常见于神经官能症或通宵未眠者，有些恶性肿瘤患者，尤其到晚期，多有味觉苦涩。

口香：多为糖尿病患者。

口臭：多为消化不良、胃中有宿食所致，牙周病、龋齿、口腔溃疡以及鼻咽部疾病患者也可能出现此症状。

3. 嘴唇

健康的人，嘴唇红润，干湿适度，润滑有光。

唇色发白：双唇淡白，多属脾胃虚弱，气血不足，常见于贫血和失血症；上唇苍白泛青，多为大肠虚寒、泄泻、胀气、腹绞痛，会出现畏寒、冷热交加等症状；下唇变苍白，为胃虚寒，会出现上吐下泻、胃部发冷、胃阵痛等症状。

唇色淡红：多属血虚或气血两虚。体质虚弱而无疾患之人可见此唇色。

唇色深红：唇色火红如赤，常见于发热。肺心病伴心力衰竭者，当缺氧时呈绛紫红色，临床上称为"发绀"。唇色如樱桃者，常见于煤气中毒。

唇色泛青：气滞血瘀，多是血液不流畅，易罹患急性病，特别是血管性病变，如血管栓塞、中风等急暴之症。

唇色发黑：环口黑色是肾气衰竭，口唇干焦紫黑更是恶候。若唇色黯黑而浊者，多为消化系统有病，时见便秘、腹泻、下腹胀痛、头痛、失眠、食欲不振等；若唇上出现黑色斑块，口唇边缘有色素沉着，常见于慢性肾上腺皮质功能减退；若在唇部、口角，特别是下唇及口腔黏膜上有黑色斑点，有时很密集，没有不适的感觉，则可能在患者的胃肠道中发生多发性息肉。

4. 眼睛

眼睛为心灵之窗，是人体最重要的感官之一。眼睛的神气是观察全身精气充足或衰败的关键。

两目有神：指眼睛晶莹明亮，转动灵活，视物清晰。提示机体气血充盈，脏腑功能活动旺盛。

两目无神：是指眼神浮散，黑睛（角膜）晦滞，白睛（巩膜）暗浊，目光呆钝。提示人体气血亏耗，多见于重危患者或垂暮之老人。

眼部疾病或全身性疾病可以使眼睛的色彩发生改变。

色赤：眼睛红赤主要是由于局部炎症充血而致。全身炎症性疾病也会出现眼睛红肿。如败血症、百日咳、病毒性肺炎、脑膜炎、结核症、病毒性腮腺炎等。

色黄：眼睑有黄斑与黄疣（为米粒或黄豆大的角质增生性丘疹，形状不规则），提示患有黄色瘤胆汁性肝硬化的可能。如果在上眼睑内侧发现黄色瘤或黄疣，两侧对称，呈黄色斑状隆起，多为糖尿病之征兆。

色白：贫血或慢性失血性疾病都可见睑结膜色淡。

色绿：青光眼患者，瞳孔在光照下有青绿色的反射。巩膜出现绿色，则有可能是肠梗阻的一个征兆。

色蓝：有肠道寄生虫者，巩膜上可能会出现云片状蓝灰色虫斑。

色黑：常因睡眠不足，或月经不调，或房事过劳而致。

观察目形为观察眼睛的眼睑、眼眶、眼球等形状是否有异常改变。

眼睑浮肿：假如眼睑浮肿久不消退，且伴有其他不适，这是疾病的征象。老年人下眼睑浮肿，又称"老年性眼袋"，是属于老年人生理性眼形改变。

眼眶凹陷：多见于腹泻、呕吐患者，因严重脱水而致。重度慢性消耗性疾病，如结核病、糖尿病、肝病、晚期肿瘤等也可能出现眼眶凹陷。

眼睛突起：如双目突起，目光锐利，咄咄逼人，伴有两侧脖子对称性肿大，则是甲状腺功能亢进的表现。高度近视患者由于眼球矢状轴过长，眼球可向前突出，此为假性眼球突出。

健康人的白眼球洁白而有光彩，是没有其他颜色的。如果出现异色或斑点，即表示人体内脏有病。

白眼球呈蓝白色：这是贫血的表现。

白眼球上出现绿色：多半患有肠梗阻。

白眼球呈淡黄色：这是黄疸的症状。黄疸是由肝病或胆道疾病、妊娠中毒或一些溶血性疾病引起的。

白眼球常有出血片：这是动脉硬化，特别是脑动脉硬化的信号。

白眼球常有小红点：这是毛细血管末端扩张的结果，多见于糖尿病患者。

白眼球充血发红：常由细菌、病毒感染发炎引起。严重失眠者、心功能不全者、高血压患者发生脑溢血前及癫痫患者发作前，都会出现眼结膜充血的症状。如单侧眼白发红，提示可能受性病感染。

5. 眉毛

眉毛是眼睛的忠实伴侣。正常眉毛应当粗长、浓密、润泽、乌黑发亮。

眉毛稀淡恶少：说明肾气虚弱，体弱多病。

眉毛过于稀疏或极易脱落：常见于黏液性水肿、脑垂体前叶功能和甲状腺功能减退的患者。

眉毛梢直而干燥：如果是女性可能存在月经不正常的情况，是男性则多患神经系统疾病。

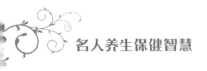

女性眉毛特别浓黑： 可能与肾上腺皮质功能亢进有关。

眉部皮肤肥厚，眉毛特别稀疏且易脱落： 要检查是否患有麻风病，以便及早就医。

两眉颜色发青： 是一种无病的正常色泽，若见红色，多是烦热症候。

老人眉毛脱落稀淡： 由气血不足引起，大多不是病。

6. 鼻子

"鼻为肺之窍"，乃呼吸出入之门户。人的内脏有病，常能从鼻子上分辨出来。

鼻子苍白： 常见于贫血的患者。

鼻子呈黑色： 常见于胃病患者。

鼻子出现硬块： 胰脏、肾脏可能患病。

鼻梁皮肤出现黑褐色斑点或斑片： 可能是日晒后、黑热病或肝脏疾患等所致的色素沉着。

鼻梁部皮肤出现红色斑块病损，高出皮肤表面并向两侧面颊部扩展： 常见于系统性红斑狼疮。

鼻翼和鼻尖部发红并有小丘疹或小脓疱： 常见于日常性痤疮。

鼻子带棕色、蓝色或黑色： 可能是脾脏和肝脏发生了问题。

鼻孔内缘红，鼻中隔溃疡： 常见于梅毒患者。

鼻孔外缘红： 可能肠内患病。

鼻子发硬： 可能是动脉硬化、胆固醇过高。

鼻子发肿： 提示心脏可能有问题。

鼻子奇痒： 往往是脑肿瘤的特有表现。

鼻子突然发红：可能心脏和血液循环发生了问题。

7. 指甲

人的指甲就像一面面尺寸不同的"荧光屏"整齐地镶嵌在十指尖端。指甲形态随时可变，能反映出人体生理、病理的变化情况。

健康的人指甲呈半透明，内泛淡红色，表面光滑平整，有光泽，坚韧而有一定弹性，厚薄适当。

指甲呈乳白色：肾脏或肝脏有病。

指甲发青：末端血液循环障碍。

指甲发黄：支气管炎。

指甲上出现红线：高血压、风湿病或心脏病。

指甲上出现横沟：劳累、紧张、忧虑过度、营养不良。

指甲呈毛玻璃样：肝萎缩、结核病。

苍白甲：多见于贫血者。

黄色甲：多见于黄疸。

紫色甲：多因瘀血及缺氧所致，常见于心脏病、血液病。

青色甲：多见于寒痛、小儿惊风。

樱红色甲：一氧化碳中毒，指甲及皮肤均为樱桃红色。

红缝甲：常见于各种热症。

白斑点：表示有蛔虫或最近患过病毒性感冒，缺钙者亦易有白斑点。

人的指甲根部有一道乳白色弧形区域，俗称"半月痕"。其面积大小一般占指甲的五分之一，大拇指最大，食指等次之，小指最小。具有这种标准形态者，健康状况一般良好。

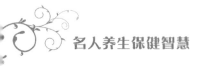

双手十指不见"半月痕"：循环系统多半有些问题，且易患神经衰弱、贫血、低血压等症。

"半月痕"过大：表明心脏负荷过重，易患心血管疾病。

"半月痕"过小：易患气喘、痛风、肺炎、胃肠病。

四指皆有"半月痕"，唯独大拇指不见：表示身体虚弱，容易患病。

四指皆无"半月痕"，唯独大拇指有：表示健康尚可，不用担心。

"半月痕"如果变成蓝色：表示心脏患病。

"半月痕"如果突然缩小，隐约不见：表示可能患有较重病症，应立即去医院诊治。

8. 头发

通过头发可以阅读生命的历程。

头发过早发白：结核病、胃肠病、贫血、动脉粥样硬化等疾病都能引起头发早白。

灰白发：常见甲状腺功能失调、早衰、白癜风。

灰发：常见糖尿病、贫血、斑疹伤寒、精神创伤。

红发：多为铅、砷中毒。

黄赤发：气血双亏，营养不良。

橘黄发：肾气不足，精血亏损，多见于肝胆系统疾病。

先天性秃发：为常染色体显性遗传，可在家庭遗传几代。

早秃：多见于脑力劳动者，有遗传影响。

斑秃：俗称"鬼剃头"，多为自身免疫性疾病，另与精神情绪有密切关系。

束状发：多见于脂溢性皮炎、牛皮癣。

⑨ 皮肤

皮肤是人体的第一道防线。健康的人肤色微微透红，明润含蓄。机体某些疾病在罹病之前及病变过程中，皮肤会随时向人们发出各种信号。

皮肤发白：最常见的是各种贫血，由于血液中血红蛋白减少，所以皮肤颜色变得苍白。寒冷、惊恐、休克以及主动脉瓣关闭不全等，也可见肤色苍白。

皮肤发黄：全身皮肤发黄，尤其眼白也同样发黄，是一种黄疸症状，多见于胆道阻塞、肝细胞损害、溶血等患者。如果皮肤呈浅柠檬色，多为溶血性黄疸；如果皮肤呈现金黄色或橘黄色，多为黄疸型病毒性肝炎；暗黄色或黄绿色皮肤，多为肝癌、胰头癌、胆总管癌、胆总管结石等的阻塞性黄疸。

皮肤发红：生理性皮肤泛红，可见于运动、饮酒、日晒、热水浴、害羞、大怒等情况后。发热性疾病，如大叶性肺炎、肺结核、猩红热等，也可使人皮肤泛红。如果遍体红染，为利福平中毒的信号，应立即就医。

皮肤发紫：皮肤发紫常见于舌、唇、面颊、耳郭和肢端，多因缺氧所致。皮肤出现紫绀，伴有呼吸困难，多为重症心肺疾病患者。大量进食含亚硝酸盐、经细菌作用已变质的蔬菜，也可致皮肤发紫。

皮肤发黑：皮肤突然变黑，失去光泽，全身就像蒙上一层黑色的纱，这是艾迪森氏症（又称原发性肾上腺皮质功能减退症）的症

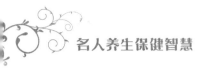

状。肝硬化、肝癌晚期也可有不同程度的皮肤变黑。

棕褐色斑块：老年人皮肤上出现的一些棕褐色斑块叫寿斑，寿斑被人们看作是人体衰老的一个信号。如果老年人突然在短期内长出大量的寿斑，提示体内某处可能隐藏着恶性肿瘤，应即刻去医院做进一步检查，明确诊断，及早治疗。

10. 皮肤痒

皮肤痒，不一定是皮肤病，可能是某些疾病的信号，不可掉以轻心。

消化系统疾病：如痔疮、肛瘘、肛裂、直肠炎、肠道寄生虫病等，常引起肛门瘙痒；阻塞性黄疸，由于血液中胆汁盐含量增高，破坏体内的溶酶体，释放出蛋白分散酶和组织胺，从而引起皮肤瘙痒。

泌尿生殖系统疾病：有些慢性肾炎患者进入尿毒症期后，因血液中尿毒素及蛋白衍生物增高，常会出现全身性皮肤瘙痒。

内分泌系统疾病：如甲状腺功能亢进的患者，有 1%～8% 会发生皮肤瘙痒。

中枢神经系统疾病：神经衰弱、脑动脉硬化的患者，常发生阵发性皮肤瘙痒；脑瘤患者的病变浸润到第四脑室底部时，也常引起剧烈而持久的瘙痒，这种瘙痒仅限于鼻子部位。

某些恶性肿瘤：特别是淋巴系统肿瘤，如蕈样肉芽肿、何杰金氏病和骨髓增殖性疾病患者，均常伴有全身性瘙痒。

接触各种过敏原：染发洗发液、油漆、涂料、谷草、麦芒、动物皮毛等，可能会导致过敏反应，使接触部位的皮肤瘙痒。到陌生环境水土不服也可引起皮肤瘙痒。

11. 肚脐

肚脐又名肚脐眼，中医称脐为"神阙"，内连十二经脉及五脏六腑。不同的脐形，能反映出人体生理、病理的不同变化情况。

圆形：肚脐圆形的，上半部丰厚面朝上，这是男性中最好的一种，表明血压正常，肝、肠和胃等内脏健康。

满月形：看样子结实、丰满，下腹有弹性，这是女性中最好的一种，表明身心健康，卵巢功能良好。

向上三角形：外形为脐眼向上延长，几乎成为一个顶尖朝上的三角形，提示易患消化系统和泌尿系统疾病，如常见胃、胆囊、胰腺和肾脏等疾病。

向下三角形：外形为脐眼向下延长，似一个顶端向下的三角形，提示易患消化道疾病。如胃炎、胃下垂、便秘等，女性则要多注意是否有妇科疾病。

左偏形：肚脐左偏者，多为血虚体质，或见于高血压、右侧肢体偏废或肠胃功能紊乱。

右偏形：肚脐右偏者，多为气虚体质，或见于高血压、左侧肢体偏废，或见于消化道溃疡、肝炎等。

浅小形：脐眼过浅，脐环小而不圆，脐轮瘦薄，可能提示生殖功能低下，体内激素水平偏低，或见于久病疲乏、体质虚弱者。

海蛇形：肚脐周围如同海蛇缠绕一般，是肝硬化等肝脏疾病常见的征兆。

凸出形：当腹内有大量积液或卵巢囊肿时，肚脐会向外突出，

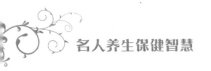

腹部膨隆。

凹陷形： 多因腹部过于肥胖，或腹内炎症组织粘连引起，常见有粘连性结核性腹膜炎。

12. 汗液

汗液是皮肤汗腺分泌的液体。全身汗腺每天可分泌汗液 500 ~ 1000 毫升。汗液可以调节体温、体液，排泄体内废物，还可使皮肤表面保持酸性，防止某些细菌对人体的侵袭。

无汗： 此症多发生于某些皮肤病，如鱼鳞病、银屑病、硬皮症等，极少数患者是先天性异常所致。

盗汗： 阴虚的人多有盗汗现象，如果伴有乏力、咳嗽、胸痛、食欲减退、月经不调、发热、咯血等，多为肺结核。

头汗： 仅头面部出汗，如老人气喘出头汗多属阳气虚弱，患尿潴留疾病者出头汗多为湿热所致。但进餐时或小儿睡眠时出头汗，又无其他症状，俗称"蒸笼头"，不属病态。

自汗： 中医认为系气虚卫阳不固所致。重病患者在恢复中，由于体质极度虚弱，常在安静状态下出现自汗；有佝偻病的孩子及甲状腺功能亢进者也会出现自汗。

大汗： 可见于夏季，内热太盛，或服用发汗药过量。遇此情况，应分别原因加以处理，同时要补充适量含盐饮料，以免发生虚脱。重症患者大汗不止，中医称为出"绝汗"，应密切观察，防止意外。

冷汗： 过度兴奋、惊吓引起的心慌、面色苍白、四肢发冷等，常会出"冷汗"。冷汗还可见于急性心力衰竭、心肌梗死及垂危患者发生休克等情况。

热汗：多因外感风热或内热蒸迫所引起。

额汗：假若重病患者突然额汗不止，多预示着病情的恶化，应提高警惕。

胸汗：多因忧、思、惊、恐，过于悲伤及心脾所致，以致心不主血、脾不统血。胸汗也可见于肺功能异常者。

手汗：是脾胃虚热、体质亏损所致，或是遇事过于紧张的缘故。

偏汗：偏汗又叫左右半身汗或上下半身汗，是指突然间出汗。这种出汗部位奇特的现象，常是中风的先兆。

黄汗：汗呈黄色，并带有一种特殊腥味，常见于肝硬化。

臭汗：臭汗指汗有臭味。大腿、胸部、腋下和乳房下方，出汗有臭味，这是正常的；臭汗如狐臊气味，并呈乳白色、黏稠状，则是狐臭症，狐臭是分布于腋窝等处的大汗腺分泌异常所致；汗中带尿臭，且皮肤上还形成结晶，是尿毒症的表现之一。

13. 痰液

痰液是呼吸道黏膜分泌的黏液。在一般情况下，正常人是不咳痰的，即使有，也多在清晨起床后吐一口痰。如果痰是少量、脱口而出，其色泽清而透明，说明肺部组织、气管黏膜组织的新陈代谢正常、无病。

可从痰的颜色来辨别疾病。

白色：可见于支气管炎或肺炎，常由白色念珠菌引起。

黄色或黄绿色：提示有感染。

绿色：常见于黄疸、干酪性肺炎、肺部绿脓杆菌感染。

红色或棕红色：表示痰中有血液或血红蛋白存在。

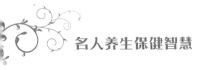
粉红色： 常见于急性肺水肿。

铁锈色： 常见于大叶性肺炎。

棕色： 可能是心脏病患者的肺部有慢性充血或肺部出血后含有变性血液。

巧克力色： 提示可能患有阿米巴肠病。

黑色或灰色： 提示气管中粉尘较多，痰液内含有灰尘、煤尘或烟尘，常见于煤矿、锅炉工人或生活在多煤烟区的居民及大量吸烟者。这些人在劳动和生活中应加强自我保护。

14. 尿液

健康人的尿液一般为无色透明或淡黄色，天热、饮水少、饮浓茶或出汗多时呈深黄色，若尿液出现其他颜色，往往预示着某种疾病。

无色尿： 常见于精神性多饮多尿症、尿痛症或糖尿病等。

红色尿： 尿液呈淡红色如洗肉水样，或鲜红色，是因为尿液中有血液混入，往往患有急性肾炎、肾结石、膀胱结石、尿道结石和泌尿器官结石、肿瘤等疾病时会出现该情况；女性患子宫、卵巢、输卵管疾病时，也会出现红色尿；有时阑尾、结肠、直肠等发炎，也会出现红色尿。

乳白色： 排出的新鲜尿浑浊如米汤，常见于丝虫病、泌尿系统化脓性感染或淋病等。

黄色尿： 提示胆道受阻，胆汁到肠道的路被切断，胆汁排出不畅，只能从尿液排出，因尿液中含有大量胆红素，将尿液染成黄色，常见的肝胆系统疾病（如急性肝炎、胆囊炎和胆石症）、胆总管结石、胰头癌引起的阻塞性黄疸，也容易产生黄色尿液。

蓝色尿：尿液呈蓝色可见于霍乱、斑疹伤寒等，特别是当尿液腐败时更显著。

黑色尿：尿液呈黑色如酱油，或呈棕色如咖啡，常见于血型不合的输血、蚕豆症等。黑色尿多提示病情危险，需积极采取抢救措施以挽救生命。

气泡尿：如果尿液中存在大量而且较大的泡沫，或者在表面泡沫消失后，仍可见大小不等的气泡从尿液中不断向上冒出，医学上称此为"气泡尿"。该情况提示可能患膀胱炎、糖尿病、结肠炎、膀胱癌、肠癌等疾患。持续性的气泡尿，且气泡多而大者，应速去医院检查，这对于早期发现症状不明显的病理性变化十分重要。

正常人的尿液因含有挥发性酸类而带特殊的芳香性气味。

腐臭味：新鲜尿却有腐败性臭味，往往是由泌尿道细菌感染所致，如膀胱炎、肾盂肾炎并发脓肿等。

苹果香味：糖尿病酸中毒或饥饿时，尿中可含有丙酮，呈苹果香味。

氨臭味：新鲜尿有氨臭味，常见于尿毒症患者。

粪臭味：大肠杆菌滋生时，尿液有粪臭味。

恶臭味：尿液气味恶臭难闻，多见于恶性肿瘤溃烂、坏死性膀胱炎等。

此外，根据一个人的排尿次数，也可判断健康与否。正常人每日排尿 6～10 次，每日数十次小便是不正常的。

15. 鼻涕

鼻涕，在正常情况下是无色、透明的液体，并略带一些黏性。

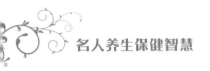

清水样鼻涕：分泌物稀薄、透明如清水样，多见于风寒感冒、急性鼻炎或过敏性鼻炎发作的患者。如清水鼻涕为均匀速度滴出时，要想到有脑脊液鼻漏的可能性，应及时请神经外科医生诊治。

黄脓鼻涕：常见于发热感冒、慢性鼻炎、鼻窦炎。这种黄脓鼻涕不但量多，而且还呈黏稠状不易擤出。

黄绿色鼻涕或鼻痂：这是萎缩性鼻炎的特征。主要表现为鼻咽干燥，黏液腺分泌减少，分泌物不易排出，鼻腔内有大量的黄绿色脓性分泌物积存，形成脓痂，阻塞鼻道，造成鼻塞。此情况会使人感到嗅觉减退明显，常伴有头痛或鼻出血。鼻内常擤出黄绿色鼻涕或鼻痂，同时还伴随难闻的臭味。

白色黏液性鼻涕：常见于慢性鼻炎。主要表现是鼻塞和鼻涕增多。鼻塞多为两侧间歇性或左右交替，有时为持续性，平卧时加重，侧卧时其下侧较重。鼻塞严重时，可伴有鼻音、嗅觉减退、头昏头胀、咽部干痛。

血性鼻涕：鼻外伤、手术、炎症感染、异物以及全身性疾病（如高血压、动脉硬化、血液病等）都可出现血性鼻涕。尤其要警惕的是，血性鼻涕还是鼻咽癌的早期症状之一，切不可麻痹大意。

16. 大便

健康的人大便呈棕黄色，大便颜色的变化与疾病的关系十分密切。

白色或灰白色：提示胆道梗阻，有胆结石、胆道肿瘤或胰头癌的患病可能。此外，灰白色便还可见于钡餐造影后，这并非疾病所致。

白色淘米水样：粪便呈米泔水样的白色混浊液体，量多，常见于霍乱。

白色油脂状：量多，并有恶臭，常见于胰源性腹泻或吸收不良综合征。

白色黏液状：提示可能是慢性肠炎、肠息肉或肿瘤。

深黄色：可由红细胞先天性缺陷、溶血性细菌感染、恶性疟疾、配错血型的输血、某些化学药品或毒素的中毒、各种免疫反应（包括自体免疫）等引起。

绿色：呈水样或糊状，有酸臭味、多泡沫，多见于消化不良、肠道功能失调等疾病。若绿便中混有脓液，则是急性肠炎或菌痢的表现。此外，吃了大量含叶绿素的食物，或肠内酸性过高，也会使粪便变成绿色。

淡红色：像洗肉水样大便，这种大便最多见于夏季因食用某些被嗜盐菌污染的腌制品，常见于沙门氏菌感染引起的腹泻。

鲜红色：常见于下消化道出血。外层沾有鲜血，量少，并伴剧痛，便后疼痛消失，多为肛裂；若血色鲜红，量多少不一或呈血块，附在粪便外层，与粪便不相混，用水可将血液或血块冲走的，有内痔出血的可能；若血色鲜红，并与粪便混在一起，提示可能为肠息肉或直肠癌、结肠癌所致。

暗红色：因血液和粪便均匀地呈暗红色，又称为果酱色，常见于阿米巴痢疾、结肠息肉和结肠肿瘤。另有一种情况是正常人进食过量的咖啡、巧克力、可可、樱桃、桑葚等也可出现暗红色大便，这要同上面的疾病区别开来。

黑色：因同马路上的柏油色，又称柏油样便，是一种常见的上消化道出血大便。它包括十二指肠溃疡、胃溃疡、胃窦炎、胃黏膜脱垂、肝硬化时的食管胃底静脉曲张破裂出血等。但是，摄入过多的肉类、动物血、肝脏、菠菜、口服铁剂、铋剂、活性炭等，粪便也可呈黑色，应加以区别。用水将黑便冲散，若显出血色，即为消化道出血。

俗语说"十人九痔"。日常大便出血，人们往往想到的是痔疮，而忽略了大肠癌的可能性。大便出血，首先要警惕癌症肿瘤的可能，这对老年人尤为重要。

17. 放屁

在医学上，屁常作为衡量胃肠功能好坏的"测试气球"。无屁或异常之屁常表示体内有疾病存在。

无屁：即肛门停止排气，但有自觉症状和体征，如有腹痛、腹胀、呕吐、便秘、肠鸣音亢进或消失、气过水声或闻及金属音等情况，可能为肠梗阻。

腹部手术后，如果数天内患者不放屁，则说明患者的肠蠕动尚未很好恢复，患者还不能进食，需要进行相应的处理，若能频频放屁，就表明胃肠功能已恢复正常，提示患者可以进食。

多屁：可见于各种原因所致的消化不良疾病。另外，多屁也可能是摄入过多的淀粉或蛋白质类的食物（如豆类、土豆、蛋类等），或进食时狼吞虎咽、习惯性吞咽动作过多，经常吞咽口水，而摄入较多的空气所造成。这些均不属病态，无需治疗。

臭屁：在一般情况下，屁不会特别臭。如果屁奇臭难闻，往往是消化不良，或进食过多肉食的结果，需要调整饮食结构和服用消化药。

此外，臭屁还可因进食大蒜、洋葱和韭菜等含有刺激性气味的食物引起，这当然不是病态，可不必担心。

18. 气味

气味辨病由来已久，祖国医学四诊中的"闻"就包括嗅气味。

当人们患有某些疾病时，身上会散发出特殊的气味，这些气味大多出自排泄物、呼吸道、消化道、泌尿道、口腔及鼻腔等部位。不同的疾病会产生不同的气味。

烤面包味：可见于伤寒症患者。

鸡毛味（如刚拔下来的鸡毛味）：可见于麻疹患者。

陈啤酒味：可见于淋巴结核患者。

生肉店味：可见于黄热病患者。

苦杏仁味：提示可能是氰化物中毒。

花生味：提示可能误服了某些毒鼠药。

金属味：长期接触一些有毒的重金属，发生重金属中毒时，口腔内有一股金属味。

烂苹果味：可见于糖尿病患者。糖尿病患者病情恶化时，由于产生大量酮体，口中便会散发出一种苹果的气味。

酒窖发霉味：可见于伤口被细菌感染的患者。

酸味：指汗液有酸味，可见于湿病。

酸腐味：可见于消化不良，因胃有积食，嗳出的气常有酸腐味。

氨气味（即小便味）：可见于肾炎患者。

霉臭味：提示肝脏有病。

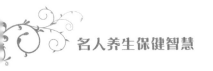
腐臭味：多由口腔不洁引起，也可能有消化道疾病。

脓臭味：常见于化脓性鼻炎、鼻窦炎、鼻内异物或肺脓肿等，这些疾病的病灶处形成溃疡、糜烂、化脓，会引起脓性体味。

粪臭味：指患者呕吐物中有粪臭味道，可见于急性腹膜炎或肠梗阻，应即刻至医院就医。

恶臭味：指感染化脓时脓液有恶臭味，可见于气性坏疽。

狐臊臭味：可见于臭汗症（即狐臭）。如从某人身边一过，闻到了狐臊臭味，说明此人腋下大汗腺分泌旺盛，患有臭汗症。此病对健康无影响，无传染性，但多与家庭遗传史有关。

19. 气短

有些人常出现气短现象，但却并不在意。其实，气短常是许多疾病的信号。

左心衰竭：多见于高血压、冠心病、心脏瓣膜病等。先兆症状表现为睡眠时喜欢枕头逐步垫高，又常被胸闷气憋扰醒。突然发作的夜间呼吸困难，是左心衰竭的典型症状。

肺气肿：患慢性呼吸道疾病时，通气受阻而致肺泡扩大，弹性减退，见于长期的慢性支气管炎、支气管扩张、支气管哮喘、肺结核等。表现为呼吸困难，稍一活动则加剧，咳嗽时无力，痰不易咯出。应及早发现，及时控制感染，避免导致呼吸衰竭。

冠心病：冠状动脉供血不全时，常感胸部憋闷和透不过气，最好及时做心电图检查。

自发性气胸：是肺大泡、肺气肿、肺结核常见的一种严重并发症，当出现突然的一侧剧烈胸痛、呼吸困难时，仔细观察可见病侧胸部外廓膨隆及肋间增宽，拍打气胸一侧似有击鼓声响。此时应避免剧烈咳嗽并及时就医检查。

肺栓塞： 多见于瓣膜病、下肢血栓性静脉炎、心脑血管病及手术后由于血栓脱落阻塞肺动脉所致，如出现呼吸困难、胸痛、咳嗽、咯血等症，需警惕。

此外，肺癌、晚期肺结核、硅肺、支气管哮喘、各类肺炎等都可能有气短的兆头。因此，出现气短千万不可大意。

20. 睡梦

重复出现的噩梦往往是疾病的征兆，它对诊断疾病有着重要的参考价值。这种同一个情景常反复出现的梦，在医学上称为"预兆梦"。

经常梦见有人或怪物敲你的头部，或向五官七孔内灌什么、挖什么： 提示可能患有大脑肿瘤或神经系统疾病。

经常梦到耳旁喇叭高鸣，或子弹、箭镞从头部穿过： 提示头部可能存在病变。

经常梦见有人卡自己喉咙，或在睡梦中觉得咽喉被鱼骨鲠住，时而又觉得有叉子插进喉咙： 提示咽喉部可能存在病变。

经常梦见后面有人追逐，想叫而叫不出： 提示心脏冠状动脉可能供血不足。

经常梦见身体歪倒或扭曲，并伴有窒息感，而后突然惊醒： 是心绞痛的征兆。

经常梦见从高处跌下，但终落不到地上便惊醒： 提示可能患有隐匿性心脏病。

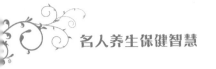
经常梦见自己被关在暗室中，梦中又感到呼吸困难，或常梦见胸部受压，身负千斤重担而远行：提示可能肺部或呼吸道存在病变。

经常梦见自己与火打交道，如大火燎原，人受其灼：提示可能患有高血压。

经常梦见自己与水打交道，如洪水泛滥，人淹其中：提示肝胆可能出现病变。

经常做腾云驾雾、面貌狰狞的噩梦：提示循环系统和消化系统可能存在病变。

经常梦见有人从背后踢自己一脚或刺自己一刀而惊醒，醒后又感到被踢和刺的腰部疼痛：提示腰部和肾脏可能有潜伏性病变。

经常梦见自己吃腐烂食物，醒来时嘴里还总有某种苦涩味道，或梦中感觉非常饥饿，或腹中胀痛难受：提示可能患有胃肠疾患。

经常梦见想小便又难寻厕所，或梦见有性生活：提示可能患有内分泌系统疾患。

经常梦见自己的双腿或一条腿沉重如石，无法走动一步：提示腿部可能存在病变。

做了梦，清晨醒后记忆很清楚：说明神经衰弱或体质减弱。

21. 癌变的身体信号

癌是可怕的，但并不是突如其来的，总是有着蛛丝马迹可循。如果你的身体出现以下情况，就是提醒你需要加以警惕了。尽管这并不一定就是癌，但这些身体信号不容轻视，它们往往是癌症的前兆。

头发：质地和外表突然变得很差，质地变得脆弱易断，外表枯黄稀疏。

胸部：出现或大或小的肿块，通常完全没有疼痛感，个别的只有触摸时疼痛。

舌头：吃食物时，味道全部相同，没有酸甜苦辣的区分。

眼睛：视力急剧减退，目光变得呆滞而模糊。

胃部：进食以后感到不舒服，对以前爱吃的东西也没有胃口。

肠道：排便习惯出现异常，如经常性便秘和大便带血。

睾丸：男子最常见的是出现肿块。

子宫或卵巢：子宫癌是女性生殖系统恶性肿瘤最常见的一种，如经常有接触性出血、白带增多、不规则阴道出血、疼痛、尿痛尿急、大便秘结或便血等需警惕。

手指：经常冷冰冰的无温热感，指甲灰暗无色，破裂呈剥落状。

手臂：手臂乏倦无力，一旦不小心出现伤口，痊愈困难缓慢。

本文作者：李烦坤

Part **2**

第二部分

常见病养生指南

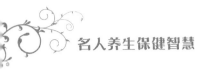

1. 高血压

高血压是指在静息状态下动脉收缩压或舒张压增高，并大多伴随脂肪和糖代谢紊乱以及心、脑等器官功能性或器质性改变的全身性疾病。患高血压的主要原因除了体重超重、持续过度饮酒、膳食高盐低钾，还有一定的遗传因素。如果劳累、精神紧张、情绪波动后血压升高，休息后恢复正常，同时出现注意力不集中、记忆力减退等症状，就要考虑是否患了高血压。

合理的饮食结构有助于保持血压平稳，防治和缓解高血压症状。所以患有高血压的人应首先节制饮食，避免进餐过饱；其次应减少甜食，把体重控制在正常范围；同时应避免进食高热量、高脂肪、高胆固醇的食物；适量限制蛋白质的摄入量，忌食荤油及油脂类食品，严格控制饮酒。

2. 高脂血症

高脂血症在中老年人中十分常见，严重影响了中老年人的正常生活。高脂血症主要指血液中胆固醇含量增高，或者甘油三酯含量增高，或是两者皆增高。临床表现为脂质在真皮内沉积所引起的黄色瘤，以及脂质在血管内皮沉积所引起的动脉粥样硬化，并产生冠心病和周围血管病等。产生高脂血症的原因，主要是饮食不节，如偏食、进食肥甘厚味；情志失调，如过于思虑，运动量减少，以及年迈体虚、肾气渐衰等。

高脂血症患者要减少胆固醇的摄入，如动物内脏、蛋黄等。患者要多吃新鲜水果和蔬菜，它们含丰富的维生素 C、矿物质和膳食纤维，能够降低甘油三酯，促进胆固醇的代谢。要多用蒸、煮、炖等烹调方法，烹调时少放盐。在中医看来，高脂血症属于"痰症"的一部分，可从肝、肾、脾三方面调理，因此通过养肝、补肾、滋阴的方法，达到降低血脂的目的。

3. 糖尿病

糖尿病指因机体胰岛功能减退、胰岛素抵抗等引发的糖类、蛋白质、脂肪、水和电解质等一系列代谢紊乱综合征。此症临床上以高血糖为主要特点，主要症状则是多尿、多饮、多食、消瘦，即"三多一少"症状。糖尿病主要是由遗传因素、免疫功能紊乱、微生物感染及其毒素、自由基毒素、精神因素等因素相互作用所致。严重的糖尿病可能导致感染、心脏病变、脑血管病变、双目失明、下肢坏疽等并发症。

糖尿病患者要少吃多餐，这样可以避免餐后血糖迅速升高。最好能够定时定量，每餐饮食按照计划分量进食，不可任意增减。日常烹调要少盐、少糖，采用清蒸、水煮、凉拌等方式。

4. 冠心病

冠心病又称缺血性心脏病，是指因冠状动脉狭窄、供血不足而引起的心肌功能障碍和器质性病变。冠心病是一种最常见的心脏病，其症状表现为胸腔中央发生一种压榨性的疼痛，并可能迁延至颈、颌、手臂、后背及胃部，也可能有出汗、气促、眩晕、恶心及昏厥

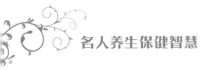

等症状。严重时甚至可能出现因心力衰竭而死亡。冠心病与高血压、高脂血症、高黏血症、糖尿病、内分泌功能低下及年龄大等因素有重大关系。

中医认为，脾胃主消化，而且心与脾胃之间存在密切联系，因此，中医治疗冠心病一贯重视"心胃同治"。由此，对于冠心病患者最基本的饮食要求是：吃得消化、吃得健康。所以，建议冠心病患者要多吃新鲜蔬菜、水果，以补充维生素 C、B 族维生素和膳食纤维。应多选用豆类及豆制品，避免动物性食品中饱和脂肪酸和胆固醇的过多摄入。另外可多选用水产鱼类，因其蛋白质优良，易消化吸收，且对血脂有调节作用，与畜肉类食品相比更适合老年人，对防治冠心病有利。

5. 骨质疏松症

骨质疏松症是一种全身骨代谢障碍的疾病，患者多为老年人。绝大多数骨质疏松患者骨组织的减少是因为骨质吸收增多所致。骨质增生以骨骼疼痛、易骨折、身长缩短，以及由此带来的呼吸功能下降为主要临床特征，发病一般较为缓慢。导致骨质疏松的原因很多，钙的缺乏是被大家公认的因素，降钙素以及维生素 D 摄入不足也是重要原因。此外，酸性体质也是钙质流失、骨质疏松的重要原因。

中医认为，骨质疏松属肾虚症，总的治疗原则是补肾壮骨。因此饮食方面也应选用具有滋补肾阴、温补肾阳、益肝健脾作用的药食为主，同时要重视补充营养素，如钙和维生素 D 的吸收，还要注意保护脾胃的吸收功能。

6. 动脉硬化

动脉硬化是随着人的年龄增长而出现的一种血管疾病，是动脉的一种非炎症性病变，可使动脉管壁增厚、变硬、失去弹性，管腔狭小。其发病规律一般是在青少年时期发生，但没有明显表现，到中老年时期发病，而且患者中男性要比女性多。近年来这种疾病在中国发病率逐渐上升，已成为中国老年人死亡的主要原因之一。动脉硬化的病因中最主要的是高血压、高脂血症、长期大量吸烟。其他如肥胖、糖尿病、运动不足、家族病史、脾气暴躁等也是常见的诱发因素。

一般来说，动脉硬化患者饮食要低胆固醇化，少吃动物脂肪。重点减少食物中动物脂肪和蛋白质，每次进餐都要严格控制肉类的量。对肉或鱼，不要用油煎或炸，这样能够减少摄入脂肪。

多吃些水产海味食物，如海带、海蜇、紫菜、海藻之类，这些食物含有丰富的蛋白质，能够抑制人体对胆固醇的吸收，经常食用能起到软化血管的作用。

7. 中风后遗症

中风，又称脑卒中、卒中等，是以突然昏倒、意识不清、口角歪斜、偏瘫为主症的一种疾病。它包括现代医学的脑出血、脑血栓、脑栓塞、短暂脑缺血发作等病，是一种死亡率较高的疾病。中风后遗症是以半身不遂、麻木不仁、口舌歪斜、言语不利为主要表现的疾病。最常见的是患者会产生偏瘫、言语障碍、吞咽障碍、认知障碍、日常活动能力障碍以及大小便障碍等。

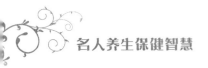

中医认为，对于中风后遗症，一定要"化瘀、通络、营养"三管齐下，所以饮食也从这方面着手，强调清淡、合理搭配、营养丰富。

主食以大米、面粉、玉米等为主，多吃豆制品及瓜果蔬菜，如芹菜、菠菜、白菜、萝卜、黄瓜、茭白、莲藕、橘子等；蛋白质以鱼类为最佳（鲤鱼除外），如黑鱼、黄鱼、鲫鱼等；少吃猪、牛肉等畜肉及其内脏。

8. 肾衰竭

肾衰竭，顾名思义，就是肾脏功能部分或全部丧失。肾衰竭分为急性肾衰竭和慢性肾衰竭两种，主要表现为疲乏、恶心、呕吐、水肿、尿水、贫血、心悸等症状。导致肾衰竭的因素有肾缺血、肾中毒。中医认为本病主因与脾肾虚损有关。

肾衰竭患者要注意补充足够的热量。日常饮食要控制蛋白质、水分、盐的摄入量，减少肾脏的负担。注意钠、钾摄入量，因为肾衰竭患者时常水肿，易发生高钾血症。

9. 脑出血

脑出血是指非外伤性脑实质内血管破裂引起的出血，最常见的病因是高血压和脑动脉硬化。其常由于情绪激动等因素引发，因此大多数人都是在活动中突然发病。绝大多数患者发病时血压明显升高，导致血管破裂，引起脑出血。主要表现为偏瘫、言语不清、意识不清等症状。

中医认为脑出血的根源在于脏腑功能虚弱导致体质偏虚，加之七情、六淫等外界因素的作用，使经络瘀阻，血液逆行至头部。适当进补，保持健康体质，有助于预防脑出血。

脑出血患者应以清淡饮食为主。烹饪用油以植物油为主，如豆油、茶油、香油、花生油等，因其中所含的不饱和脂肪酸可促进胆固醇排泄及转化为胆汁酸，从而降低血中胆固醇含量，以推迟和减轻动脉硬化，还要多吃新鲜蔬菜和水果。

10. 脑梗死

脑梗死，又称缺血性卒中，是一种脑血管病。由于脑动脉硬化，变得狭窄或完全闭塞，使脑组织缺血、缺氧、坏死而引起神经功能障碍。脑梗死主要由高血压、冠心病、糖尿病、高脂血症等导致。脑梗死表现为头痛、耳鸣、眩晕、半身不遂等症状。脑梗死起病突然，患者突然出现恶心、头晕等症，若不重视治疗将会延误最佳的治疗时机。

脑梗死患者饮食需多样化，尤其要多选择富含钾的食物，如桃子、土豆、菠菜等，因为钾有助于降低血压，预防中风。钙和镁也都有降血压的作用，应多吃粗粮、坚果、薯类等。日常饮食以清淡为主，要少糖、少盐。

11. 老花眼

随着年岁的增长，一般人会在 45 岁以后出现看近处小字困难的现象，这是一种老化现象，称为老花眼。眼球中的晶状体是产生调节力的部位，随年龄的增长晶状体逐渐变厚，梭部也逐渐变大、硬化而使弹性减少，这样在睫状肌收缩时睫状小带松弛，晶状体膨隆

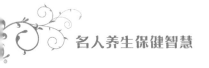

度也逐渐降低，由晶状体纤维移动而形成的囊内调节机制减少，因此调节机能减退，而发生看近困难，出现老花眼。

中医认为，老年体弱，肝肾阴虚是造成老花眼的原因。治疗上应滋肝补肾，清热明目。

12. 风湿性关节炎

风湿性关节炎为变态反应性疾病，是风湿热的主要表现之一。多以急性发热及关节疼痛起病，典型表现是轻度或中度发热，游走性多关节炎，受累关节多为膝、踝、肩、肘、腕等大关节，常见由一个关节转移至另一个关节，病变局部呈现红、肿、灼热、剧痛，部分患者也有几个关节同时发病。急性炎症一般于2～4周内消退，不留后遗症，但常反复发作。

风湿性关节炎患者一般宜进高蛋白、高热量、易消化的食物，少食辛辣刺激及生冷、油腻之物。饮食要定时、定量，食物的软、硬、冷、热均要适宜。

13. 颈椎病

颈椎病，又称颈椎综合征，是一种由于颈椎间盘发生退行性病变、脱水、纤维环弹力减退、椎间隙变窄、周围韧带松弛、椎体不稳而位移、椎体边缘骨质增生等原因，直接刺激与压迫脊神经根、脊髓、椎动脉及交感神经，从而引起相应的临床症状。颈椎病患者常感到头晕眼花，心律紊动，肢体发凉，畏寒多汗等。

中医对颈椎病的辨证分型：①痹症型：颈肩、上肢感到疼痛和麻木，治疗宜温经活血；②眩晕型：时常发生眩晕、头痛或猝倒，治疗宜祛湿化瘀、散瘀通络；③痪痹型：下肢运动出现障碍、间歇性发作，治疗宜活血化瘀、疏通经脉；④气虚型：心悸、胸闷、周身乏力、遇劳颈部疼痛复发，治疗宜补中益气、调和气血。

⑭ 腰椎骨质增生

腰椎骨质增生是指腰椎体前后缘有唇状骨质增生，有时可扩大到腰椎间关节周围，最后形成一个环形的骨脊或骨桥，又称腰椎退变、增生性脊椎炎、肥大性脊椎炎等，临床表现：多为 50 岁以上的中老年人，腰部疼痛、酸痛、疲劳且遇风寒后尤甚，不能久坐久行，畏寒怕冷。以腰部有压痛、喜热、休息后疼痛减轻为辨证要点。

中医认为腰椎骨质增生均属肝肾气虚不足，气滞血瘀，治疗上虚者以补为主，实者可攻补兼施。

⑮ 哮喘

哮喘，一般指支气管哮喘，是由多种细胞参与的慢性气道炎症，主要表现为反复发作的喘息、气促、胸闷和咳嗽等症状。哮喘的发病原因主要包括两个方面，即哮喘病患者的体质和环境因素。哮喘被世界卫生组织列为疾病中四大顽疾之一，是世界公认的医学难题。哮喘虽然不能根治，但只要科学护理，还是能够控制的。

哮喘患者饮食以清淡、温热为主。注意避开引发哮喘的食物，减少盐的摄入量，多吃新鲜水果、蔬菜、坚果、谷类等。

中医认为哮喘是肾、肺、脾三虚之症，虚不能纳气，气逆上行，发生哮喘。应多吃滋补肺脾肾的食物，如莲子、栗子、山药等。

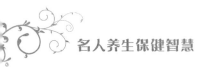

16. 低血糖

成年人空腹血糖浓度低于2.8毫摩尔/升，糖尿病患者血糖浓度低于3.9毫摩尔/升，即可诊断为低血糖。引起低血糖的原因分为药物诱导和非药物诱导。非药物诱导主要是饥饿，在禁食或锻炼时发作。低血糖主要表现为虚汗、头晕、颤抖、昏迷等症状。

低血糖患者最好随身带糖果，以确保感觉病症严重时能及时补充糖分。日常饮食最好少食多餐，吃不同种类的食物，力求保持营养的均衡。增加高纤维食物的摄入，以粗粮为主，少吃精加工食品。

17. 胃病

胃病是一种统称，泛指胃部的各种疾病。包括胃炎、十二指肠溃疡、胃溃疡、胃息肉、胃结石、胃的良恶性肿瘤，还有胃黏膜脱垂症、急性胃扩张、幽门梗阻等。它们都有相似的症状，如上腹胃脘部不适，饭后饱胀、嗳气、反酸，甚至恶心、呕吐等。胃是消化食物的重要器官，一定要多加保护。

胃病患者要注意合理饮食，定时定量有规律地进餐，建立胃反射动作。多吃容易消化的食物。大部分粥品容易消化，又可以暖胃护胃，尤以小米粥为代表。胃病患者对食物的温度也比较挑剔，以"不烫不凉"为度。尽量少吃不好消化、对胃有刺激作用的食物。

18. 便秘

便秘是排便次数明显减少，每2~3天或更长时间一次，无规律，而且常伴有粪质干硬、排便困难的现象。便秘在程度上有轻有重，有可能是暂时的，也可能是长久的。轻度便秘患者，可适当用些排油清肠类中药。而比较严重、持续时间较长的便秘患者，则应及时到医院检查，以免延误原发病的诊治。按发病部位，便秘可以分为结肠性便秘和直肠性便秘两种。中医认为，便秘主要由燥热内结、津液不足和脾肾虚寒引起。

便秘患者应坚持参加适当的体育锻炼，有意培养良好的排便习惯，饮食中必须有适量的纤维素，且不要过于精细，要适当吃些粗粮。多吃含粗纤维的蔬菜、水果、豆类食物，多饮水，每日饮水不少于 1500 毫升，尤其是每日晨起或饭前饮一杯温开水，可有效预防便秘。此外，含脂肪多的食物，如核桃仁、花生米、芝麻等都有良好的通便作用。多食易于通便的食物，如洋葱、萝卜等。

19. 痛风

痛风是一种常见且复杂的关节炎类型疾病。其起因是血尿酸过多，因此，痛风又称"高尿酸血症"。中医认为，痛风主要是脏腑积热而形成毒邪攻入骨节所致。人体内有一种叫嘌呤的物质，它氧化代谢产生尿酸。当尿酸浓度过高时，便以钠盐的形式沉积在关节、软组织、软骨和肾脏中，引起组织的异物炎性反应，形成痛风。痛风会引起肾脏损害，如痛风性肾病、急性梗阻性肾病和尿路结石等。

痛风的根本在于嘌呤，日常要限制嘌呤食物，以低嘌呤食物为主。动物内脏、豆类、海产类和坚果都是高嘌呤食物。避免摄入酒精，尤其是啤酒。还要少吃糖类，控制摄入的热量。多吃碱性食物，碱性食物可以帮助降低血和尿液的浓度。平时注意多喝水，促进尿酸排出。

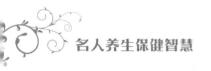

20. 前列腺疾病

前列腺是男性特有的性腺器官。其状如栗子，与膀胱相贴，底朝上，尖朝下。前列腺扼守着尿道上口，具有控制排尿的功能。前列腺具有内、外双重分泌功能的性分泌腺，对精子发挥其正常功能有重要作用。另外，前列腺还担负着运输精子的作用，如若受到感染，影响将是巨大的。

前列腺疾病是成年男性的常见疾病，通常指前列腺炎、前列腺增生及前列腺癌等。

前列腺疾病患者要养成以清淡为主的饮食习惯。多吃蔬菜、水果，能清热解毒，化湿利水，起到抑制炎症的作用。干果和杂粮能通便，使前列腺腺管畅通，炎症消除。红豆、绿豆、南瓜子、薏米、核桃、芝麻等食物都有清热、降火、润肠等功用。

21. 咳嗽

咳嗽是由于呼吸道内有分泌物或异物，人体为了保护自己而做出的动作，可以清除异物。从中医角度来讲，咳嗽是因外感六淫、脏腑内伤，影响于肺所致。作为呼吸系统疾病的主要症状，一般性咳嗽有一定的保护作用，但长期剧烈咳嗽却可能导致某些严重的呼吸道疾病。西药、中药皆可治疗咳嗽，食疗效果也很好。

咳嗽患者应减少荤菜量，多吃蔬菜和水果。日常饮食以清淡为主，少放油、盐、糖，以免伤及肺脏，加重病情。咳嗽期间要注意补充足够的水分，有助于帮助稀释痰液，便于咳出。

22. 贫血

贫血是指单位容积的血液内红细胞数和血红蛋白含量低于正常值，表现为面色苍白，伴有头昏、乏力、心悸、气急等症状。造成贫血的原因可能有缺铁、出血、造血功能障碍等。要治疗贫血，在饮食方面一定要给予患者富含营养和高热量、高蛋白、多维生素、丰富矿物质的食物，以助于恢复造血功能，此外，在生活方面则要避免过度劳累，保证睡眠时间。

贫血患者日常要保证足够的营养，尤其是铁的摄入。动物肝脏、黑木耳、芝麻酱、豆制品等食物中都含有铁。另外，还要多吃蔬菜，补充维生素C，维生素C有促进铁吸收利用的功用。

23. 感冒

感冒是一种由病毒引起的呼吸道系统疾病。主要表现为头痛、鼻塞、咳嗽、发热、全身不适等症状。感冒分为普通感冒和流行性感冒。普通感冒是由包括某种血清型的鼻病毒等多种病毒引起的一种呼吸道常见疾病。流行性感冒则是由流感病毒引起的急性呼吸道传染病。流感病毒主要在患者咳嗽、打喷嚏时经飞沫传染给别人。中医称感冒为"伤风"，是由外邪侵入引起的。

中医主张通过"调"与"补"的饮食调养，维持人体阴阳平衡的健康状态，以达到预防感冒的目的。"调"就是利用食物寒热温凉的特性，调节人体偏寒偏热的状态，使之维持平衡；"补"则是以食物补养脏腑气血阴阳，增强人体正气，以抵抗病邪。患感冒后，饮食以清淡为主，应避免吃油腻及黏滞食物，如糯米、油炸食物；也不宜选用酸涩收敛的食物，如乌梅、柿子、石榴等。感冒患者一般会有发热、出汗症状，应多补充津液，以助汗出热退、祛邪外达，因此要多饮水或进食菜汤、果汁、豆浆等流质食物。

Part 3

第三部分

名医保健养生智慧

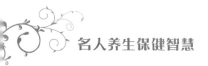

1. 高血压、高血脂、糖尿病是遗传病吗?

有人认为它们是遗传病,其实不完全正确。大部分患者遗传的不是病,而是与长辈相似甚至相同的生活习惯和生活方式。一个人得了与父母相同的病,不一定是因为父母有该病而自己注定也会患上该病,而是自己的生活习惯和方式与父母相似所致。

2. 为什么糖尿病患者会出现多尿、多饮、多食等症状?

糖尿病是西医名称,中医称之为消渴症。为什么糖尿病会出现多尿、多饮、多食等症状?原因在于脾失运化,肺脏失去精华滋养,就会虚化过旺,引起肺燥津枯,这时候糖尿病患者出现口干,喝多少水都不解渴;接下来虚化会向下烧,伤到胃,出现燥热烧胃,使食物的消化加快,所以糖尿病患者多食;脾脏如果得不到调整,就会造成肾阴耗损,肾的固摄能力降低,就会多尿。脾肾一病,全身都病,糖尿病并发症随即出现。

3. 中医养生为何讲究"百日周期"?

中医认为,冰冻三尺非一日之寒,任何疾病的发生都是一个循序渐进的过程。治疗也一样，一种疾病，尤其那些历久经年的慢性病顽固病，只有经过"调"（整体调理）、"治"（针对施治）、"养"（愈后巩固）三个阶段，即"百日周期"的调养，才能达到标本兼治、整体恢复的效果，这就是中医养生讲究"疗程"，讲究"百日周期"的根源所在。

4. 为什么睡眠对人体健康至关重要？

人在睡眠状态下，身体各组织器官才能处于休整状态，心血才能灌注心、肝、脾、肺、肾五脏，使其得到补养和修复。高质量的睡眠能消除疲劳、恢复精力和体力，有利于人体健康长寿。反之，长期失眠往往引起免疫力低下，精神烦躁，容颜早衰，还容易引起高血压、神经衰弱、心脑血管病及心理疾患等，甚至造成猝死。

5. "中医治本"的由来

人体是一个有机的整体，各组织脏器在生理和病理上都是相互影响的，所以治疗局部的病变，必须从整体出发，才能达到根治的效果。比如，肾开窍于耳，肾阴虚会引起耳鸣，所以通过滋补肾阴的方法可以根本治愈耳鸣；再比如老胃病，往往胃气不足，胃免疫力及自我修复能力下降，是导致老胃病反复难愈的根本原因，所以在消炎、杀菌、修复胃黏膜损伤的同时，若能配合以补养胃气、增强胃免疫力的中药，就可以彻底治愈老胃病——这就是中医的"整体治疗观念"，也是"中医治本"的由来。

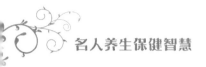

6. 为什么有些慢性病、顽固病西医治疗不了，用中医验方调理却行之有效？

因为西医治病着眼于病灶局部的病理改变，对疾病的诱发因素却不管、不顾、不治，因此必须长期依赖药物，或者直接定义为不治之症，例如高血压、糖尿病等。但中医却不是这样，中医讲求整体治疗，追本溯源，辨证施治，因此有些慢性病、顽固病及许多西医治不好的患者，用中药验方慢慢调养，结果摆脱了药物依赖，奇迹般地康复了。

7. 分清中药材的四性五味

（1）四性

四性又称四气，即寒、凉、温、热四种药性和寒热偏向不明显的平性。

寒凉药材多具有清热泻火、镇静消炎的作用，适用于热性病证；温热药材一般都具有温里散寒的特性，适用于寒性病证。中药材四性归类情况，详见表1。

表1　四性归类表

四性	属性	作用	代表性中药材
温	阳	祛寒补虚、健胃和脾	杜仲、大枣、黄芪、当归、白芷、五味子、人参等
热	阳	祛寒、消除寒证	肉桂、干姜、花椒、乌头、附子等
寒	阴	清热解暑、消除热证	金银花、黄连、大黄、生地黄、绿豆、百合等

四性	属性	作用	代表性中药材
凉	阴	降火气、减轻热证	薏苡仁、菊花、西洋参、罗汉果等
平		健胃开脾、强壮补虚	枸杞子、淮山药、芡实、甘草、银耳等

（2）五味

五味即辛、酸、甘、苦、咸五种药材滋味。五味的作用特点分别为辛散、酸收、甘缓、苦坚、咸软。中药材五味归类情况，详见表2。

表2　五味归类表

五味	作用	对应器官	代表性中药材	注意事项
辛	活血行气、发散风寒	肺	薄荷、木香、川芎、茴香、紫苏叶、白芷、花椒、辣椒、肉桂等	辛散燥烈，多食易耗废气力、损伤津液，导致便秘等
酸	生津开胃、收敛止汗、帮助消化、改善腹泻	肝	五味子、乌梅、陈皮、山楂、山茱萸等	多食易损伤筋骨；感冒者勿食用
甘	调和脾胃、补虚止痛、缓和药性	脾	人参、甘草、黄芪、淮山药、薏苡仁、熟地黄等	多食易发胖、伤齿；上腹胀闷、糖尿病患者少食
苦	清热泻火、降火气、解毒、除烦	心	黄连、白果、杏仁、大黄、枇杷叶、黄芩、白芍等	多食易导致消化不良、口干舌燥、目赤耳鸣、便秘、干咳；体热者不宜多服
咸	消肿、泻下通便，软坚散结，用于大便干结，消除肿瘤、结核	肾	决明子、牡蛎、玉米须等	多食易造成血压升高、血液凝滞；心脏血管疾病、脑卒中患者忌食

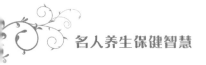

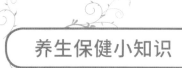

"养生"一词，最早见于《庄子》。所谓"生"，即生命、生存、生长之意；所谓"养"，即保养、调养、补养之意。"养生"的内涵，一为延长生命时限，二为提高生命质量。

如果能把中医养生观运用于日常生活当中，做到形神共养、饮食适度、动静适宜、禁烟限酒、心态平和，就能颐养天年、健康长寿。

1. 常吸氧可延缓衰老

人体细胞正常生理功能需耗氧，充足的氧气供应可使身体细胞活力增强；反之，缺氧易导致细胞活力下降、功能早衰。因此，有条件的中老年人可经常吸氧，以增强身体活力，延缓衰老。尤其是心脏病、咳喘、呼吸气短等慢性病、老年病患者，吸氧可迅速缓解不适症状。但应该注意，如果不遵医嘱盲目无限制吸氧，高浓度"氧疗"会出现并发症，这时反而会抑制呼吸，发生氧中毒，出现胸骨后不适及疼痛，吸气时加重，咳嗽，呼吸困难等。

2. 降压药别在睡前吃

人体血压 24 小时内波动很大，入睡后新陈代谢减慢，血压值也随之降低，至睡后 2 小时甚至可降低 20%。而降压药 2 小时后也正是药效发挥高效期，这样会导致血压大幅下降，心脑供血会出现不足，导致严重后果，因此高血压患者每日末次服药至少在睡前 3～4 小时。

3. 女性不宜喝浓茶的五个时期

①月经期间；②孕期；③产前；④哺乳期；⑤更年期。

4. 补肾，女性更需要

提起补肾，人们往往认为是男性的专利，其实每次性生活对男女都会有耗损，而女性与男性相比，阳气本身较弱，所以女性更易肾虚。女性肾虚会造成性欲冷淡、畏寒怕冷、白带清稀、月经不调、黑眼圈、脱发、易流产或不孕。

5. 阴虚体质人需少吃以下食物

阴虚者需少吃大蒜、辣椒、龙眼、樱桃、韭菜、生姜等热性食物，宜多吃西瓜、冬瓜、白菜等寒凉食物（阳虚则反之）。

6. 每天6杯水，美丽皮肤喝出来

皮肤衰老主要的原因是水分不足，尤其秋冬季皮肤新陈代谢缓慢，皮肤易变得干燥，甚至起屑，所以合理饮水更为需要。每天早起饭前半小时饮1杯水，上午9—10点1杯，午饭前半小时1杯，下午3—4点1杯，晚饭前半小时1杯，睡前半小时1杯，每天6杯，共约1500毫升水。

7. 为何要掌握正确的服药时间？

掌握正确的服药时间，既能发挥药物最大疗效，还能减少药物的不良反应。否则不但影响药物疗效，甚至还会延误疾病的治疗：

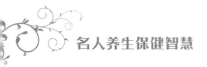

（1）空腹服（清晨）：多为滋补药物。如人参、黄芪等，可以利用人体空腹状态迅速吸收和充分利用。

（2）半空腹服：多为驱虫药，如驱蛔灵等，可于两餐之间或早餐后服用。

（3）饭前服（饭前 30～60 分钟）：多为健胃药、收敛药、止胃痛药、肠道消炎药，中成药也宜饭前服用。

（4）饭时服（与饭同服）：多为助消化药。

（5）饭后服（饭后 30 分钟）：对胃黏膜有较强刺激性的药物，宜在饭后服用；尤其有胃病者，宜饭后用药。

（6）睡前服（睡前 30 分钟）：多为催眠药、泻药，如"果导片"等。

8. 心脑血管疾病患者避免猝死，要做好三个"半分钟"、三个"半小时"

三个"半分钟"：醒来时不要马上起床，在床上躺半分钟；起来再坐半分钟；两条腿垂床沿再等半分钟。经过这三个半分钟，脑缺血的情况可以得到有效缓解甚至消失，心脏供血更充沛，身体状况更安全，可以在一定程度上避免猝死、心肌梗死、脑中风的发生。

三个"半小时"：早上起来运动半小时；中午午睡半小时；晚餐后慢走半小时。

9. 冠心病患者科学助眠四注意

（1）注意睡前保健

晚餐饮食注意清淡，量宜适中，吃易消化的食物，并配些汤类或牛奶，避免因过饱而加重心脏负担。睡前饮水量适中，可稀释黏稠的血液。

睡前放松精神和大脑，避免引起兴奋的因素，如饮茶、饮酒、喝咖啡、吸烟以及看刺激的影像节目和书籍等。

避免紧张、多思、忧虑等，减少夜间做梦。睡眠时最好避免身体受凉热刺激、手置胸部、被外界强光和声音惊醒等。

按时睡觉，养成上床前用温水泡脚的习惯，这样可促进血液循环，有利于夜间睡眠。

（2）注意卧姿

冠心病患者宜采用头高脚低的右侧卧位。睡眠时头高脚低，可减少回心血量，减轻心脏负荷，有利于心脏"休息"。冠心病患者若病情严重，易出现心衰，则应采用半卧位，以减轻呼吸困难，避免左侧卧或俯卧。采用右侧卧位睡眠时，心脏不受压迫，呼吸通畅，有利于循环功能的调解，减少心绞痛的发生。

（3）注意晨醒时刻

如前文所讲，起床应做到三个"半分钟"：醒来时不要马上起床，在床上躺半分钟；起来再坐半分钟；两条腿垂床沿再等半分钟，然后再穿鞋行走。这样做的目的是调节睡眠周期的心血管功能和血压，避免一醒来就下地行走而猝发心脏病。

避免屏气用力排便，这也是老年冠心病患者发生心梗的常见诱因。

起床后及时喝一杯温开水，以稀释因睡眠失水而变稠的血液，加速血液循环。

（4）注意午睡保健

每天午睡30分钟可使冠心病患者的心绞痛发病率减少30%，

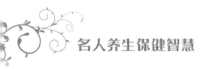

可减少心肌梗死的危险性。

对 300 例高血压、脑出血患者的发病时间进行研究发现，中午 12 点至下午 3 点这段时间，其发病率较其他时间明显降低，这可能与其午睡有关。所以，冠心病患者必须午睡，卧位最佳。根据休息生理学的观点，人类脑活动能力最低的时间是下午 1 点左右，所以在这个时间午睡最为合适。注意应在午餐后 20 分钟左右进行午睡。

10. 冠心病患者的饮食调养

在诱发冠心病的危险因素中，最主要的是高血压、高胆固醇血症、吸烟；其次是肥胖、糖尿病及精神神经因素，还有一些不能改变的因素，如家族遗传史、年龄、性别（男性）等。从上述因素看，冠心病的发病同饮食营养因素有直接或间接关系，因此注意合理营养是防治冠心病的重要措施之一。

（1）控制热量，保持理想体重。

（2）控制脂肪摄入的质与量。许多研究证明，长期食用大量动物脂肪是引起动脉硬化的主要因素，而且还有研究证明，脂肪的质对血脂的影响更大。饱和脂肪酸能升高血胆固醇，多不饱和脂肪酸则能降低血胆固醇，一般认为膳食中多不饱和脂肪酸、饱和脂肪酸、单不饱和脂肪酸之比以 1∶1∶1 为宜。膳食胆固醇含量对体内脂质代谢会产生一定影响，应适当加以控制。

（3）控制糖分摄入。碳水化合物是机体热能的主要来源，碳水化合物摄入过多（我国人民膳食结构主食量较多），造成热量摄入超标，在体内同样可转化生成脂肪、引起肥胖，并使血脂升高。因此，要严格控制碳水化合物摄入总量，尤其是控制糖分摄入量，一般以不超过总热量的 10% 为宜。

（4）适当增加膳食纤维摄入。膳食纤维能吸附胆固醇，抑制胆固醇被人体吸收，并促进胆酸从粪便中排出，减少胆固醇在体内的生成，故能有效降低血胆固醇。

（5）多吃水果，水果能提供丰富的维生素。维生素 C 能促进胆固醇生成胆酸，从而降低血胆固醇，还能改善冠状循环，保护血管壁。尼克酸（烟酸）能扩张末梢血管，防止血栓形成，还能降低血中甘油三酯的水平。维生素 E 具有抗氧化作用，能抑制不饱和脂肪酸过氧化，保护心肌并改善心肌缺氧，预防血栓发生。

（6）保证必需的无机盐及微量元素供给。碘能抑制胆固醇被肠道吸收，降低胆固醇在血管壁上的沉着，故能减缓或阻止动脉粥样硬化的发展，常食用海带、紫菜等含碘丰富的海产品，可降低冠心病发病率。膳食中钙、镁、钾、钠、铜、铬等也同冠心病发病有关。

（7）少食多餐，切忌暴饮暴食，晚餐不宜过饱，否则易诱发急性心肌梗死。

（8）禁饮烈性酒。酒精能使心率加快，能加重心肌缺氧，故应减少酒精的摄入，并严格禁止饮用烈性酒。

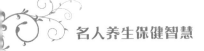

养生保健小常识

1. 三字经

吃葡萄，补肚肾。吃鲜桃，益五脏。

吃山药，益补脾。吃百合，益补肺。

吃苦瓜，胃火下。柿子霜，治舌疮。

吃芝麻，养头发。要安神，吃枣仁。

吃芒果，呕吐止。吃胡椒，祛风湿。

2. 顺口溜

清晨起，莫慌忙，伸伸懒腰再起床。

吃早餐，很重要，宜早更要营养好。

日出后，晨练宜，空气新鲜利身体。

大步走，小步跑，一天万步身体好。

午饭后，睡一觉，自我调节减疲劳。

指梳头，干洗脸，头脑清醒驻容颜。

洗洗鼻，揉揉眼，远离感冒和花眼。

齿常叩，舌常转，生津开胃齿固坚。

保健穴，常按摩，健身祛病好处多。

晚饭后，散散步，身心放松舒睡眠。

晚餐少，宜清淡，有利健康和睡眠。

睡觉前，泡泡脚，按摩涌泉胜吃药。

3. 小验方

若要皮肤好，煮粥放红枣。

若要不失眠，粥里放白莲。

消暑解热毒，畅饮绿豆粥。

乌发又补肾，粥加核桃仁。

腰酸肾气虚，粥里放板栗。

心虚气不足，粥放桂圆肉。

一天三颗枣，终生不会老。

梦多又健忘，粥里放蛋黄。

祛除脚气很方便，米醋白矾和碱面。

运动好比灵芝草，何必苦把仙方找。

上火清暑绿豆汤，便秘通便喝蜂蜜。

心胸里头好撑船，就可长寿过百年。

第四部分

名人保健养生智慧

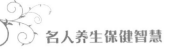

十位古人、名人的健康格言

1. 孔子

中国历史上伟大的思想家、政治家、教育家，儒家学说的创始人，享年73岁。健康格言是"天行健，君子以自强不息"。

2. 孟子

古代著名哲学家、思想家、政治家、教育家，战国时期儒家代表人物。有"亚圣"之称，与孔子合称为"孔孟"，享年84岁。健康格言是"养心莫善于寡欲"。

3. 庄子

战国时期伟大的思想家、哲学家、文学家，道家学说的主要创始人，享年83岁。健康格言是"心地坦荡，知足常乐"，"天人合一，清静无为"。

4. 华佗

东汉末年医学家，被人们誉称为"神医"。创"五禽戏"，健康格言是"运动能畅其积郁，舒其筋骨，活其血脉，化其乖暴，缓其急燥"。

5. 张学良

西安事变后一直被蒋介石软禁，享年 101 岁。他的健康格言是"心胸坦荡，意志坚强；经常运动，锻炼身体；起居有时，饮食节制；观花读书，修身养性；广交朋友，自寻快乐"。

6. 刘海粟

擅长油画、国画、美术教育，现代杰出画家、美术教育家。原上海图画美术院校长，享年 99 岁。健康格言是"凡事放得下、看得开、忘得掉；应该记住的不能忘，不该记住的要赶快忘掉"。

7. 马寅初

中国当代经济学家、教育学家、人口学家。曾担任中央财经委员会副主任、北京大学校长等职务，对中国的经济、教育、人口等方面有很大的贡献，享年 100 岁。他的养生特点是：饮食素淡，心境开阔，坚持锻炼，喜欢冷水浴和游泳。

8. 夏征农

曾任华东局宣传部部长、上海市委书记、复旦大学党委书记等职，享年 105 岁。他的养生特点是：饮食四瓜当家，即冬瓜、丝瓜、苦瓜和南瓜，且十分重视自我按摩。

9. 苏步青

中国杰出的数学家，被誉为"数学之王"，享年 101 岁。他的习

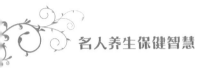

惯是早起喝一杯蜂蜜水；睡前喝一点酒安眠；热水泡脚；冷水擦身。

10. 陈立夫

中国国民党政治家，大半生纵横政海。享年 101 岁。他很重视"四老养生"，即老友、老伴、老本和老窝。主张"足不宜冷，头不宜热"。

十位百岁开国将军的长寿之方

在 1000 多位开国将帅中，活到百岁甚至超过百岁的，至今只有十几位。身为将军而又寿至百岁，实属凤毛麟角。正因如此，大家对他们的生平事迹和养生之道都怀有深厚的兴趣。

1. 吕正操

吕正操，享年 106 岁，是寿命最长的开国上将，也是最后一位逝世的开国上将。在抗日战争时期，吕正操曾担任冀中军区第一任司令员。

他打网球打到 90 多岁，打桥牌打到 97 岁，游泳游到 98 岁，夫人刘沙曾经这样概括他的养生之道："读书、打桥牌、打网球，是吕正操晚年保持体力、脑力的三个有力招数。"

2. 萧克

萧克，享年 102 岁，既是一位战将，也是一位儒将。他是唯一一位在红军时期担任过三个方面军领导职务的开国上将，也是唯一一位获得过茅盾文学奖的开国上将。

1985 年他从工作岗位上退下来之后，又取出早在战争年代就开始创作，但因种种原因耽搁了 40 多年之久的小说初稿，重新开始修改并继续创作。他的长篇战争小说《浴血罗霄》获得第三届茅盾文学奖荣誉奖。胡耀邦阅读这部小说后，赋诗云："寂寞沙场百战身，青史盛留李广名。夜读将军罗霄曲，清香伴我到天明。"

文武双修、德才兼备、淡泊明志、宁静致远，用这十六个大字大致可以概括萧克将军的养生之道。

③. 陈锐霆

曾经担任中国人民解放军炮兵参谋长、副司令员的陈锐霆，是一位有着传奇经历和光辉业绩的开国将军，享年 105 岁。

陈老写过这样一首四言诗，表达了他的生活态度和养生之道：自寻乐趣，不找烦恼；找点事做，忙比闲好；坚持锻炼，动能抗老；对党无愧，检点怀抱；死后献尸，医学解剖。

④. 陈波

离休前任中国人民解放军第二炮兵特种部队后勤部顾问的陈波，是一位开国将军、一位独臂将军、一位百岁将军，享年 101 岁。

陈老说："人得有点精、气、神！我可以没有左臂，也可以没有双腿，但不能没有精神，不能没有追求。正如毛主席说的'人是要有一点精神的'，要勇敢地面对人生的磨难，畏缩不前就会死路一条！"

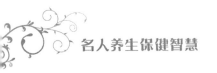

5. 孙毅

离休前担任中国人民解放军总参谋部顾问的孙毅，是开国将军中知名度很高的一位，享年100岁。

孙老把自己的养生之道概括为十六个字：基本吃素，坚持走路，精神宽舒，劳逸适度。除此之外，孙老还收集并遵行一些颇富哲理的健身名言，例如，"吃苦是福，吃亏是福""腰包无钱，睡觉香甜""健康长寿，始于足下""健康生快乐，快乐生健康""不戴乌纱帽，精神更活跃""境遇休怨我不如人，不如我者尚众""学问莫言我胜于人，胜于我者还多"。

6. 曹广化

在20世纪50年代，曹广化曾任中国人民解放军总干部管理部军衔奖励部副部长，享年100岁。

曹老一生阅历丰富，淡泊名利。在个人志向上，他崇尚"淡泊以明志，宁静以致远"的境界。在个人品格上，他追求"寒不减色，暖不增华"的修养。在日常生活上，他喜欢"青菜萝卜糙米饭，瓦壶天水菊花茶"的朴素。他还说自己"一生既无防人之心，也无害人之意，亏盈皆不言表"。

7. 童陆生

童陆生在革命战争年代曾出任朱德元帅的战略高参，也曾与周恩来总理一起在空中遇险。新中国成立以后，他担任过原训练总监部军事出版部副部长、军事科学院院务部副部长，也曾下放到北大荒劳动改造。曾被评为"全国健康老人",享年103岁。

当有人向童老探询长寿秘诀时,他手指自己写的"寿而康"三字条幅说:"我认为乐天者寿,我是一个乐天派,健康则乐,乐则健康。"后来,童老进而把自己的养生之道概括为"三乐":心宽为乐、读书为乐、助人为乐。

8. 魏天禄

魏天禄是从"洪湖赤卫队"走出来的老红军,享年103岁。他在部队一直从事政治工作,新中国成立后曾任中国人民解放军海军工程部政治委员等职。魏老将自己的养生之道归纳为"精神"和"物质"两个方面。

关于精神方面,魏老说:"人的一生要有所追求,而精神追求是第一位的。有了精神追求,人的思想就不会空虚,事业也就有了'恒动力'。这是我健康长寿的一个重要原因。"

关于物质方面,魏老说:"我把自己的物质生活归纳为'衣食简单,生活简朴'八个字。"

9. 吴西

吴西是中国人民解放军唯一一位年过百岁的少数民族(壮族)将军,也是跟随邓小平等老一辈革命家参加过百色起义、龙州起义的革命将军。中华人民共和国成立后他为海军的组建和发展作出了重要贡献。吴西将军享年105岁。

吴老自诩"四迷"——读书迷、钓鱼迷、台球迷、跳舞迷。他说:"人生的一切烦恼,都在舞墨娱诗的生活中化解了!"

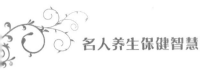

10. 阎捷三

阎捷三离休前曾任中国人民解放军总后勤部驻西安办事处副主任，享年 101 岁。

关于自己的养生之道，阎老总结了三条：一是坚持运动，既包括身体锻炼，也包括脑力锻炼；二是注意营养，多吃杂粮和蔬菜；三是心情舒畅，这是最重要的一点，笑一笑，十年少！

十位百岁以上名人长寿秘诀

1. 郑集

郑集（1900—2010），生物化学家、营养学家，享年 110 岁。中国营养学的奠基人，世界最长寿教授和世界最高龄作家。

郑集教授一生中也和许多普通人一样，多次与病魔抗争过：1916 年患上肺结核；1961 年至 1963 年三次剖腹手术，住院近一年半；1997 年失血 1000 多毫升，住院 80 天；2001 年摔断髋骨；2004 年因胃病住院 4 个多月……他最终以 110 岁高龄辞世。他的长寿秘诀在于以下几点。

饮食以"三低二足"和易消化为原则

在饮食营养方面，郑集重视营养合理，荤素杂食，素食为主。多吃蔬菜，不吃动物油脂和肥肉，只吃植物油，少吃油炸、腌制食物和过辣、过咸、过甜食物。进餐定时，每餐只吃八九分饱，细嚼慢咽。以某一天的食谱为例：

早餐： 一杯牛奶，两只煮熟的鹌鹑蛋，用 5 颗红枣、3 颗桂圆、15 至 20 颗枸杞一起煮，还有一小块面包；

午餐： 一碗稀饭，韭菜花炒鸡蛋；

晚餐： 一碗藕粉，一只豆沙包。

面包可以换成蛋糕或蛋黄派，包子、藕粉、面条、馄饨、稀饭都是老人常吃的。平时，老人的一日三餐不离牛奶、稀饭、藕粉。

另外，郑集一天要吃一定量的维生素：

维生素 A 丸一粒；

维生素 B_1： 10～20 毫克；

维生素 B_2： 5～10 毫克；

维生素 B_6： 5～10 毫克；

维生素 C： 300～600 毫克；

维生素 E： 50～100 毫克；

以上每天早晚分两次服用。

面对市场上涌现出的众多营养保健补品，郑集明确表示："我不主张多服补品，而且对当前各种各样的营养液持保留态度，我认为许多补品是为赚钱骗人的。"

郑集一向生活起居有常，尤其到老年，饮食有节，以三低（低脂肪、低能量、低糖）、二足（足够的维生素和膳食纤维）和易消化为原则。他坚持所有规定不能随意更改，并且严格执行。他是在以自己为实验对象，按照自己的研究设计来进行着实验。但要做到雷打不动，天天过程序化的生活，一般常人很难实现。

忘掉年龄不服老

每次谈及生与死的关系时，郑老都会用他写的《生死辩》来回答。诗中写道："有生即有死，生死自然律。彭古八百秋，蜉蝣仅朝夕。寿夭虽各殊，其死则为一。造物巧安排，人无能为力。勿求长生草，世无不死药。只应慎保健，摄生戒偏激。欲寡神自舒，心宽体常适。劳逸应适度，尤宜慎饮食。小病早求医，大病少焦急。来之即安之，自强应勿息，皈依自然律，天年当可必。莫道朝霞美，更爱夕阳红。"

其实，郑集教授自知年老，但他却从来不去想那个"老"字，而是把找事做、找苦吃当成一种乐趣。在他看来，这样的选择，当然还取决于自己的健康条件。他说："忘掉你的年龄，不服老，为科学献身，死而后已。且喜老来健，尚无颓废姿，天如假我年，还将再著书，这就是我一个百岁老人的追求。"

在郑集1980年出版的《我的回忆录》中是这样说的："我一生喜欢劳动，青壮年时期忙于学习和业务，无特殊爱好。50岁以后，业余喜欢园艺，种菜、栽花、种树。60岁以后，注意体育锻炼。晚年（70岁以后），对古典文学渐感兴趣，尤喜读唐宋诗词，特别欣赏陆游、王维和南唐诗人的作品。兴来时也偶尔写一点诗词自娱，对国画欣赏和旅游也有兴趣，每年寒暑假一般外出旅游一次。"即使年过百岁，他依然思维敏捷，身体硬朗，还编写了《中国生物化学史》。

郑老的长寿秘诀总结起来就是：饮食三低二足，忘掉年龄不服老。

2. 宋美龄

宋美龄（1898—2003）的人生跨越了三个世纪，享年106岁。宋美龄的家庭是传奇的，她的人生经历是传奇的，她的婚姻更是传奇的。她的长寿也带有些许神秘的色彩。

宋美龄于 2003 年 10 月 23 日在美国纽约曼哈顿的家中去世，享年 106 岁。跟随她逾 40 年的武官宋亨霖说，宋美龄是在睡梦中自然过世的，走时十分平和安详，没有一点痛苦。

据宋美龄当年在台湾时的一位私人医生回忆，在宋美龄身上，真正出现老态的时间并不晚。早在她 74 岁时，动作上就已经开始显得不太灵便了，也就是从那个时候起，她便开始坐起了轮椅。这位医生分析宋美龄的长寿秘诀有以下几条：第一，她心态平和，万事容易想得开；第二，她的晚年生活几乎没有什么压力，随遇而安；第三，她很喜欢让人替她敲敲膝盖、揉揉肩膀、捏捏脚掌等部位，这样可以促进血液循环；第四，宋美龄很注重饮食品质，少食多餐。

"懒散是生命之敌"

宋美龄权力很大，财富也很多。按理说，她是一个不愁吃不愁穿，什么都不用愁的人，也可以说什么事都不需要她去做。但实际上，她是一个每天紧张工作且忙碌的人。她除了协助蒋介石处理文电和翻译工作外，自己还担任了很多职务，每天从眼一睁忙到熄灯。

宋美龄认为，工作会使人年轻。她在日记中写道："工作，是半个生命，越忙越有精神，人要年轻、要健康就要积极参加工作，反之，懒散是生命之敌，一懒生百病。要使生命之树常绿，只有在不断工作中防止智力衰退，保持身心健康。"

少吃多运动，少懒多动脑，少愁多寻乐

宋美龄每天临睡之前都要做一件事：灌肠。其实，她并没有便秘的问题。灌肠的目的，是要将毒素清洗出来，达到排毒的作用。宋美龄几十年如一日地坚持灌肠，这被一般人认为是既麻烦又痛苦

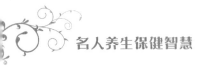

的事，可是她却把这当作是一件愉快的事来做。她对自己的女副官说，每天痛痛快快地灌一次肠，再痛痛快快地洗一次澡，觉得自己是完成了一件了不起的新陈代谢大工程，小小的麻烦能换来痛痛快快地睡一觉，何乐而不为呢？

许多人认为，宋美龄用的化妆品肯定是全世界最最高级的。其实不然，说了大家也许不相信，她用的化妆品都是非常普通的，价格非常便宜的。其实，宋美龄对化妆品的功用有自己的理解。她说："每天每时都有数不尽的新化妆品问世，弄得眼花缭乱，不知该用哪一种好。其实，化妆品全是冲着那些爱美又有虚荣心的女人来的，是要从女人口袋里掏钱的。化妆品这东西我看透了，是早晨的露水。"

"迄今为止，世世代代最令人困惑和头痛的事就是衰老。生命如此美好，活着又如此千姿百态。然而，人这种动物，无分贵贱贤愚，最后终点站都是一样的。古有道家炼丹，今有医学冷冻，还有改变基因。殊途同归，都是想抗拒衰老，留恋人世。于是，这些等级不同的五花八门的化妆品就产生了。它好像会让人留住青春，其实是不可能的，化妆品的功用，不在于对皮肤的保养，而是对人心理的安慰，自己骗自己，实际年龄是不会倒退的。岁月无情，人最重要的还是健康。我看抗衰老的办法就是少吃多运动，少懒多动脑，少愁多寻乐，笑一笑百年少。这个道理谁都知道，碰到具体问题就难做到了。"

宋美龄长长的一段感慨，反映出她对保持青春和长寿之道的认识。

不为物累，不为情牵；心无挂碍，看破人生

宋美龄同普通人一样，有七情六欲，有喜怒哀乐。然而，她的身世、学识、情趣和文化背景决定了她有很高的自控能力。她有个好习惯，就是每当碰到不愉快的事情时，便去找熟人聊天，说说心中的话，使郁积之气一扫而光。

每当有熟人来看她，并在她面前夸奖她年轻时是如何如何漂亮、如何如何能干时，她便淡淡一笑，回答说："我要打的仗已经打过，要走的路已经走过。权、名、利已成硝烟散去，让我们忘记这一切吧！"

宋美龄很喜欢兜风，大约每个星期都要叫工作人员带她出去兜风一次，每次都叫司机把车开得很远，或带他们去吃冰淇淋。

宋美龄刚到台湾时曾学过一段时间钢琴，后来则跟黄君璧学画，并且从未间断过。原本抽烟是她唯一的嗜好，但是蒋介石过世后她就下决心把烟也戒了。

宋美龄的长寿秘诀总结起来就是：少吃多运动，少懒多动脑，少愁多寻乐。

3. 吕正操

吕正操（1904—2009），曾任中央人民政府铁道部副部长、中央军委军事运输司令员、解放军总参部军事交通部部长，是57位开国上将中最后逝世的，也是在所有开国上将中寿命最长的将军，享年106岁。

吕正操一生崇尚运动，平素身体很好，去世是年老体衰，无疾而终。能寿终正寝，是古今中外多少人的愿望。可是，多数人通常会死于癌症、心脑血管病等各种疾病，受尽痛苦折磨。吕正操将军为什么能健康长寿，无疾而终呢？

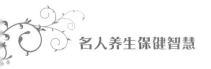

第一点，也是人所共知的，吕将军长寿的一个原因，就是他爱运动，很喜欢打网球。吕将军打网球始于20世纪20年代，那时，他是张学良的副官和秘书，少帅打网球时，他就跟着练，这个爱好在战争中都没停过。打仗胜了或者是稳操胜券时，他一高兴就命令战士在麦场空地上画上线，拉上个网子就打起来。直到九十高龄，在医生劝告下才停止。

第二点，吕将军积极用脑，越用越活。在吕将军晚年时，他仍保有读书、打桥牌的爱好。用他老伴的话说，读书、打桥牌可以健脑。正是这些爱好，让吕将军的晚年生活仍是十分丰富。

第三点，饮食有节，作息有常。吕将军的饮食很普通，常年以清淡为主，但讲究科学饮食。他认为，粗茶淡饭最养人，定时定量最适宜。他作息很有规律，注意劳逸结合，即使在最严酷紧张的时候，也会忙里偷闲，愉悦身心。

第四点，也是最为重要的一点，是吕将军晚年一直保持良好的心情。他宽容、平和，达到了人生的最高境界。中医认为，养生关键是养心，平心静气，不过于追求什么，心态平和，有利于长寿。吕老经过了战争年代的生死离别，对许多事物都看淡了，名利不放在心上，能够做到"动手动脑不动心"，这也是著名中医樊正伦的经验之谈。

吕正操的长寿秘诀总结起来就是：宽容厚道，心平气和；健康长寿，无疾而终。

4. 邵逸夫

邵逸夫（1907—2014），香港电视广播有限公司（TVB）荣誉主席、著名电影制作者、慈善家，曾拍摄超过一千部电影，享年107 岁。邵逸夫早年在上海创立了天一影片公司，拍摄了中国首部有声电影，1957 年在香港创立了邵氏兄弟（香港）有限公司。邵逸夫在内地没有任何生意业务，但他长期向内地捐助巨额慈善资金。多年来他为内地和香港的教育、医疗事业捐助超过了数十亿港元。2002 年，他设立"邵逸夫奖"，每年选出世界上在数学科学、生命科学与医学、天文学三方面卓有成就的科学家，颁发高额奖金。

中年开始注重养生之道

年逾百岁的邵逸夫老先生在养生之道上和其他长寿老人有些不同，他曾向香港特首曾荫权传授长寿秘诀，那就是：每晚睡前躺在床上，脚掌前后、左右各摆动 64 次，还要转 64 圈。邵逸夫这一独特的养生法从中年开始，一直坚持到晚年，直到步入高龄，腿脚多少有些不便，才逐渐减少。

邵逸夫注重养生之道始于中年。初时，他以炖野山人参进补，后来改为每天口含一片人参。据了解，他从前是香港最贵人参的大买家，药店有最上等的人参到达，他就全部订走。有人说他把人参当口香糖吃，一年吃 4 两人参，夏冬雨季每季 2 两。据悉，当时野山人参价是 9 万港元一两，价值不菲（那时香港人的普遍月薪不过千余港元）。

但到晚年，他反而不再依赖人参，而开始意识到"生命在于运动"。他说："我走路是不用棍子的。我每天早上要练 45 分钟气功，每周要打 4 次高尔夫球。"他还喜欢旅游，过去每年要出门旅行一次，其足迹踏遍大江南北。

工作是邵逸夫的另一个养生秘诀。他曾说过："只有保持工作才会长寿。"直到 90 岁前，他还坚持每天上班，每天 9 点钟一定到片厂；100 岁时，他还出席每两周一次的公司高层会议。他说自己每天晚上只睡 5 个小时，中午小睡 1 个小时，其余时间都在工作。他的车里原本的小吧台被改装成了小型办公桌，连途中的时间都不浪费。除了上班和开会，邵逸夫还有一项重要工作，那就是看电影和电视。年轻时曾有一天看 9 部片子、一年看 700 部片子的纪录。他很喜欢看以搞笑闻名的电视剧《憨豆先生》，多年来他一直保持开朗的心境和乐观的情绪，这是防病保健、延年益寿的重要条件。

宽容仁厚，不役于物

古人云：仁者寿。一颗仁爱之心，宽容仁厚，不役于物，也不伤于物，不忧不惧，所以能够长寿。邵逸夫心胸宽厚，颇有容人之量。开会、试片告示，他一定比别人先到，其他人员偶有迟到也不深追究。

值得一提的是，1963 年，邵氏的"金牌导演"李翰祥在事业高峰期离开邵氏电影到台湾地区另谋发展，并带走大批技工好手，几乎动摇了邵氏电影的根基。但邵逸夫爱才如命，20 世纪 70 年代仍允诺李翰祥重返邵氏电影，这又有几人能做到？

多年来，邵逸夫热衷慈善，尤其重视中国教育事业，共向内地捐助了 24 亿港元，兴建了 5229 个教育和医疗项目。武汉大学、四川大学、华中科技大学、中国地质大学等多所高校都有邵逸夫捐资修建的"逸夫楼"。

邵逸夫老先生的长寿秘诀总结起来就是：每天口含一片人参；宽容仁厚，不忧不惧。

5. 张群

张群（1889—1990），国民党元老，和蒋介石曾是在日本留学时的同窗，也是一生相处默契的密友。享年 101 岁。

国民党内有人批评张群："对国民党忠则忠矣，却鲜有辉煌之成果。"有人批评得更直接，说他"无法适才适所，长期尸位素餐，诚有不明进退之缺憾"。张群听到后，说："我们做幕僚的，好比是主人的厨子，不能讲自己会做什么菜，而是要看主人愿意吃什么菜。"张群自喻为蒋介石的一个"厨子"，当然是句玩笑之言，不过，张群给蒋介石当智囊的几十年中，确实是蒋介石要什么他说什么，蒋介石说什么他做什么。到了台湾后，蒋介石撤换了许多老臣，但对年逾花甲的张群仍委以重任。

作为蒋介石的终生幕僚，张群数十年如一日，谦恭有礼，不气不怒，忍辱负重。或许这种心态也是他长寿的原因之一。

1954 年张群做过一次谈修养的演讲，中间谈到了修养对养生的指导作用。1969 年他把演讲的内容扩充，编排成书，取名就叫《谈修养》，在台湾地区很有影响，几乎就是张群养生之道的代称。

养生之道，贵在节制，细水长流

张群主张，养生首先要"起居有时、饮食有节，养成良好的生活习惯"。他说，自己平生遇到很多身体强壮的朋友，但是由于生活不节，未能长寿。有的自负多情，纵情声色；有的自负体力，恣意口腹。结果，有的中年暴亡，有的未老先衰。因此，他认为养生之道，贵在节制、细水长流。其次，要有愉快的心情，保持心境平和。他曾在韩国看到一副对联：一笑一少，一怒一老。虽然只有短短八个字，含义却很深远。他把对联改写为：大笑一次，年轻一天；大怒一次，短寿一年。更精辟动听。

他做过一首《不老歌》："起得早、睡得好，七分饱、长跑跑，

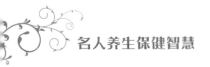

多笑笑、莫烦恼，天天忙、永不老。"他认为健康与锻炼和劳动有关。他说，从小养成劳动的好习惯，一生受用不尽。

张群把《谈修养》一书的主要宗旨概括为"五养箴"，他认为修身之道，五养为本。第一是养身，须保持生活有规律、生活有节制、愉快心情和勤劳习惯；第二是养心，须培养虔诚信仰、淡泊胸襟、坚毅意志与永恒热忱；第三是养慧，要有冷静头脑、客观态度、求知精神并能够实践力行；第四是养量，应该谦益以应世，宽恕以待人，忍耐以自制，协和以容众；第五是养望，务期以公诚化愤怨，以负责树众信，以服务为领导，以牺牲求创新。

每日练三遍天竺国按摩法

张群还做过一首《自律歌》，歌词是："日行五千步，夜眠七小时；饮食不逾量，作息要均衡；心中常喜乐，口头无怨声；爱人如爱己，报国尽忠忱。"他解释说，日行五千步，意思是人每天应该有一定量的运动，形式不拘，不一定是走五千步。他自己就是除走路以外，每天坚持天竺国按摩法。"我从50岁就开始练，每天练三遍。"

这种天竺国按摩法是古印度的一种自我按摩养生法，在唐代传入我国。唐代著名医药学家孙思邈说，如果老人每天能够坚持练三遍这种按摩法，一个月以后，就能够消除百病，走起路来健步如飞；还能够补益延年，涵养眼力，身体轻松矫健，不容易感觉疲劳。张群练的天竺国按摩法不完全是孙思邈著作中记载的那种，而是经过后人整理的，一共有十八式。主要有下面这些动作：

●**转腕运指**：两手相互扭捉，轻轻搓摩如洗手状，反复数次。

●**翻腕转臂**：两手十指交叉，掌心向胸，翻腕转臂，掌心朝前推出，复回转掌向胸，反复多次。

●**按摩膝腿**：两手相捉，搓摩加热，趁热以掌心搓摩两膝及小腿内侧，左右分别进行数次。

●**左右挽弓**：先以左手前伸如挽弓、右手如拉弓之势，继之以右手挽弓、左手拉弓势，交替数次。

●**举臂托石**：右手扶于腰部，左手平掌如托石状上举数次；同法，换另一只手。

●**顿拳开胸**：两手握拳，分别向左右伸臂，做顿拳动作，以开胸，各数次。

●**斜身动腰**：平坐于床或者地上，两手前伸，身体尽量向左上方，复归正座，身体再向右上方，左右交替进行，反复数次。

●**抱头转腰**：两手抱头，左右方向转动，腰部可以前伸，用力，反复数次。

●**踞地挺身**：两手踞地，缩身曲脊，继而挺身数次。

●**捶背**：左手握拳，以虎口部位反复捶背部数次，换右手，动作相同。

●**掣足**：两腿伸直而坐，抬大腿、屈膝，再向前蹬出，左右交替进行。

●**踞地虎视**：弯腰，两手踞地或硬板床，交替向左右后扭，虎视数次。

●**立地扭身**：立正站立片刻，继以缓缓向前下方弯腰。再挺立复原，身体上升。复缓缓向后下弯腰，再挺身直立复原。使身体上升为一次，反复数次。

●**踏掌**：取坐位，两手相互交叉，屈左膝，以左脚踏掌；再换右脚，方法同，左右交替数次。

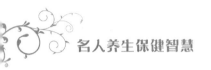
●**勾足**：正坐，伸两腿，身体缓缓前屈，以左手勾右脚，著膝，以手按之；换右手勾左脚，方法同，左右交替数次。

酒功茶功助养生

张群以爱喝酒、会喝酒闻名。众所周知，酒喝多了伤肝，但张群喝酒却喝出了高寿。张群和张学良、张大千、王新衡组成了"三张一王转转会"，就是几个人轮流组织聚会，大家"打平伙"，轮流做东。陈香梅女士回忆和陈纳德将军在台湾时，经常参加张群他们的"转转会"。张群说，有人说喝酒是一种享受，也有人说喝酒有损健康，他认为喝酒有益健康，但是必须具备以下八个条件：

第一，身体好。喝酒确实与个人的健康有关，假如身体有问题，当然就不能也不该随便喝酒。所以谈到喝酒，必须身体好，没有障碍，这是第一个条件。

第二，人要好。好朋友在一起喝酒最能引起酒兴，大家一道吃酒，很随便，没有什么客气，可以畅所欲言，无所不谈。

第三，菜要好。不管是什么地方的菜，都要合乎口味。

第四，酒要好。无论是中国或外国，都有各式各样的美酒，你可以挑选你所喜欢的酒来喝，如果喝酒的人不择酒，那便是酒徒了！

第五，时间要从容。假如一口一杯，两口一杯，喝得太急，不但容易醉，而且喝酒的情趣也没有了。时间从容也是喝酒的条件，边喝边谈，没有什么重要的事等你去办。

第六，光线要柔和。我们中国人向来很少在中午喝酒，因为光线太强了，不适宜喝酒。外国人晚上吃饭，把电灯关了点蜡烛，光线很暗，很柔和，一点刺激都没有，心情舒畅，酒也可以多喝一点。

第七，喝醉了要没有事。不呕吐、不头痛、不吵闹、不耍酒疯，回家休息，一觉醒来什么事也没有。

此外还有一个条件，也是最后一个条件，喝酒要没有人反对。夫妇两个人，如果一个喝酒，一个不喝酒，甚至反对喝酒，你也不能不有所顾忌。否则你喝了酒回去，爱人和你吵架，那怎么办呢？如果两个人都喜欢喝酒，那问题也就没有了。假使一个喝酒，一个不反对，也可以平安无事。

张群认为喝酒要适量，尽量不要喝醉。如果喝醉了切勿用浓茶醒酒，而是应该吃一些爽口的小菜。根据张群的介绍，整理出以下一些醒酒的窍门：

（1）将白菜心切成细丝，加醋、糖适量，凉拌食用。用萝卜、鲜藕亦可。

（2）将生萝卜或生芹菜捣烂榨汁，加红糖适量，少量、多次服用。

（3）用陈醋50毫升，红糖25克，生姜3片，加水适量煎煮，频频服下。单用食醋生服也可以，但量宜稍大。

（4）绿豆200克，甘草25克，加水煮烂，连豆带汤吃下。

（5）取青橄榄生吃或泡茶饮服。

（6）饮服浓米汤亦可。

台湾地区的夏天潮湿闷热，对老人而言是最难熬的季节。张群的消夏方式除了去山中避暑，还以饮茶为重。张群的消暑茶，不仅仅是绿茶，他将茶叶与薄荷等药用植物合在一起冲泡饮用，不仅消暑解渴，补充了人体所需的大量水分，还有治病的效果。他常饮的药茶有薄荷凉茶、菊花龙井茶、六一荷叶茶、石榴皮止泻茶等。

●薄荷凉茶：取鲜薄荷3克，太子参6克，绿茶3克，生姜1片，沸水冲泡后即可服用。具有清暑解热、益气扶元、清凉明目、润理

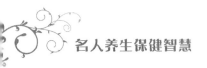
脾肾之功。

●**菊花龙井茶：**取白菊花 10 克，龙井茶 5 克，沸水冲泡，待稍凉后服用。具有疏风清热、清肝明目之功效，对血压偏高、头痛、头昏等症尤佳。

●**六一荷叶茶：**取鲜荷叶 1 张，六一散 50 克，放入茶桶，开水冲泡后，过滤饮其汁，可以多次服用，对消暑清热有较大功效。

●**石榴皮止泻茶：**取石榴皮 15 克，橘皮 5 克，沸水冲泡后加入适量白糖和细盐，稍凉后饮用，有解暑消炎、理气止痛、止泻涩肠的作用。

张群夏天饮用药茶消暑，是中国一种饮食养生传统。从古至今，流传到现在的药茶验方多不胜数。很多情况下，一些病症不必去看医生，饮用相应的药茶就能够治疗。下面为读者提供一些可防病治病的药茶验方：

●**蜂蜜益肾茶：**取蜂蜜 2 毫升，茶叶 5 克，用开水冲服。有润肺益肾、止渴养血之功，适用于便秘、肠胃不和等症。

●**生姜温肺茶：**取生姜 10 片，茶叶 6 克，煮成一杯汁饮服。有发汗解表、温肺止渴的功效，适用于普通感冒、咳嗽等。

●**食盐消炎茶：**取食盐 1 克，茶叶 3 克，开水冲泡 5 分钟后服用，每日 4 至 6 次。可明目消炎、化痰降火，适用于感冒咳嗽、火眼牙痛等症。

●**食醋护胃茶：**取陈醋 2 毫升，茶叶 3 克，先用开水冲泡茶叶，5 分钟后加醋饮服。有和胃止痢、化瘀镇痛之功效，还可用于痢疾、牙痛、蛔虫引起的腹痛等病症。

●**红糖暖脾茶：**取红糖 10 克，茶叶 2 克，用开水冲泡 5 分钟后服用。每日饭后一杯，有和胃暖脾、补中益气之功效，还可用于治疗大便不通、小腹冷痛、妇女痛经等症。

●**牛奶除胀茶：**取牛奶半杯，茶叶2克，白糖10克，先将牛奶和白糖加半杯水煮沸，再放进茶叶冲泡。每天饭后服用，有消食健胃、化食除胀之效。

●**柿饼化痰茶：**取柿饼3个，冰糖5克，茶叶3克，将柿饼加冰糖煮烂后冲茶服。可理气化痰，益脾健胃。

●**莲子健胃茶：**取莲子10克、红糖10克、茶叶2克，将莲子浸泡加糖煮烂后冲茶饮服，有健胃肾之功。肾炎、水肿患者宜每天饮用。

张群的长寿秘诀总结起来就是：日行五千步，夜眠七小时，日练三遍天竺国按摩法。

6. 苏步青

苏步青（1902—2003），中科院院士，中国著名数学家、教育家，中国微分几何学派创始人，被誉为"数学之王"，享年101岁。

苏步青有一套自己的健康养生方法："想要有健康的身体，必须做到坚持体育锻炼。"每当有人向他探究其长寿秘诀时，他总是这般回答。苏步青在山区长大，走出家门便要爬山、下坡，从小练就了一双铁脚。中学时期他爱好打乒乓球，留学日本时则参加网球、划船、溜冰、摩托车越野等运动。从中学到获得理学博士学位，体育锻炼从未间断过。

在75岁之前，苏步青一直选择洗冷水浴来锻炼身体，每天早晨五点半起床洗漱，喝过一杯蜂蜜水后，便开始锻炼。不管春夏秋冬，

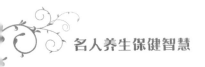

每天都用冷水洗身，即使在严寒天气，也要淋洗 5 分钟冷水，然后用毛巾把全身擦红。随着年龄的增长，他改做"练功十八法"，走到哪里，做到哪里。每个节拍都做得有板有眼，全套做毕，他的额头有时还会渗出汗来。苏步青平时喜欢走路，"日行两千米"是他为自己规定的目标。他从家里到学校办公室，始终坚持步行往返，不用专车接送。

苏步青的饮食很有规律。他常告诫别人，要想身体好，必须注意饮食卫生，不可暴饮暴食。他每天起床后要喝一杯蜂蜜水；早饭后必喝绿茶，因为绿茶有明目、提神、帮助消化、利尿等多种功效；晚餐时则来一小盅白酒，以舒筋、活血、安眠。苏步青还有个口诀："喜欢吃的东西少吃点，不喜欢吃的也要吃一点。"

苏步青多年来养成了收看《新闻联播》和记日记的习惯。他说："脑子也要不断运动，动则灵，不动则钝。健脑的办法是多看、多想、多写。"

苏步青还有一个好习惯，就是每天晚上睡觉前用热水烫脚，然后按摩头部。他说："头部有许多穴位，认真按摩，可以舒展筋骨，有利睡眠。"

宽广的胸怀、平和的心态，以及有规律的生活习惯和坚持不懈的健身锻炼。"晨饮蜂蜜水，冲冷水浴；日行两千米，热水烫脚"，生动地揭示了苏步青教授长寿之秘诀所在。

7. 巴金

巴金（1904—2005），本名李尧棠，是中国文学史上首屈一指的百岁作家，享年 101 岁。著有长篇小学《家》《春》《秋》等，其中《家》是中国现代文学史上最卓越的作品之一。

巴金在 87 岁的时候写道："今天回顾过去，说不上失败，也谈不到成功，我只是老老实实，平平凡凡地走过了这一生。我思索，我追求，我终于明白生命的意义在于奉献而不在于享受。我愿意再活一次，重新学习，重新工作，让我的生命开花结果。人活着不是为了白吃干饭，我们活着就是要给我们生活其中的社会添上一点光彩。这个我们办得到，因为我们每个人都有很多的爱，更多的同情，更多的经历，更多的时间，比维持我们生存所需要的多得多。只有为别人花费它们，我们的生命才会开花。一心为自己，一生为自己的人什么也得不到。"从以上可见，即使年迈，巴金也在奉献，让生命开花，不虚度每一分每一秒。

1927 年，巴金 22 岁，在巴黎开始创作，他在《回忆》一文中说，自己每天上午都要到卢森堡公园里散步。他这种运动生活，一直持续到中年和老年。如此几十个春秋，他仍坚持着泰然地散步，便是《黄帝内经》中"广步于庭"的养生处方。其作用有如《老老恒言》所指出的"步主筋，步则筋舒而四肢健"，"人散步所以养精"的全身性吸氧运动。

在巴金一天的饮食中，早餐是最丰盛的。在患病前的几年里，巴金基本上能自理起居。早晨一般 6 点前醒来，自己打开收音机，听新闻广播约一个半小时。早餐是他一天中吃得最多的：一个鸡蛋、一杯牛奶、一小碗稀饭，再加一两个小点心，佐以豆腐乳、牛肉松或酱瓜。早餐后在轮椅上斜躺一会儿，避免血压下降影响脑部供氧。吃了药再休息一阵后开始锻炼：扶着老人专用助步器走上几十米或百多米，视精力状况而定。接着再休息，听人念书报、信件等。午

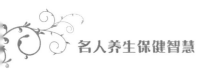

饭吃得少，一碗米饭或面条，菜不能辣，亦不能太清淡，否则没胃口。饭后午休至下午 3 点左右，下午血压低一些，精神也相对差些，但巴金仍坚持口授复信、校改作品等。总之要做点工作，不然就难受。晚饭后看《新闻联播》，看完电视又吃药，晚上 9 点左右上床。巴金嗜茶，常喝云南下关沱茶，偶尔换换口味，复又回头喝沱茶。

巴金最大的爱好是读书。在《我和文学》中，他说："古今中外的作品能到手的就读，脑子里一大堆'杂货'。"如《古文观止》的两百多篇，他能倒背如流。

广步于庭舒筋健四肢，读书万卷以悦己安神。巴金一生秉持着豁达洒脱的人生态度，正如他自己所说的，"读书的时候用功读书，玩耍的时候放心玩耍，说话要说真话，做人得做好人"，他的长寿密码或许就藏于此。

8. 陈立夫

陈立夫（1900—2001），20 世纪中国的重要政治人物之一，历任蒋介石机要秘书、国民党中央秘书长、教育部部长等要职，享年 101 岁。

2000 年，陈立夫百岁寿诞，他将多年亲身经历整理成《我怎么会活到一百岁》，详述了自己的养生之道。

养身在动，养心在静

古人云："户枢不蠹，流水不腐，以其常动故也。"人能好动，则体内体外，均因好动而受其益。为加强新陈代谢之功能，陈立夫每天一早五点半即起，做全身自身按摩之运动，坚持了近半个世纪。在上海读中学时，各种球类运动均好参与。其他，如赛跑、游泳、滑冰、打拳等，亦莫不参与，非求胜也，乃求动也。故年岁愈老亦不中断。老年自身按摩之法，为东北秦太太所口授，称之曰"内八段锦"。

陈立夫每日三餐后散步，由护士陪同，每次走 500 至 600 步，行此坚持有 20 年。

饮食有节，起居有时

70 岁过后，陈立夫每天早晨 6 点半至 7 点半练习书法，并服药煮燕窝一杯。

多食果菜，少食肉类

自幼，陈立夫祖母吃素，家中每餐两素两荤。陈立夫受祖母的影响，养成了多吃素少食肉的饮食习惯。

物熟始食，水沸始饮

吃生牛肉、海鲜等已成为人们之普遍饮食习惯，认为好吃不问其他，陈立夫则认为癌症日见其多，其原因可能在此。古人云"病从口入"，陈立夫有一文发表在菲律宾召开的世界医学大会，其论文之名曰《癌症成因之新理论》，他主张"物熟始食，水沸始饮"，从不破例。

头部宜凉，足部宜热

有一美国老年人活至 120 岁，新闻记者及小书店老板前往其家中，问其子，父亲如此长寿，有无遗著？答曰"有"，愿以一万美元出售其书稿。次日双方交书交钱，启而读之则仅有一页，写有两句话："保持头部冷，保持足部暖"。此正与中国老年人睡眠前以热水洗脚，非至极寒冷之日，不戴帽子不谋而合。陈立夫信其理而保持此习惯。

知足常乐，无求乃安

古人云："登天难，求人更难。"故常以自立自强、好学博学诲

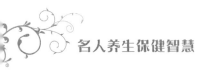

人，以不求人为最好。换言之"无求于人品自高"。有了独立人格，乃可以与人讲平等，故从小即勉人以好学。"好学近乎智"，"智者不惑"，自无求人之必要，故曰"淡泊明志"。陈立夫认为，考试制度的建立，亦欲使人之求己而不求人也，求人则成败之权操之在人，非在己也。求人常使其心不安，而受制于人，不可称为自主。欲求心之安乐，必从知足无求做起。

心平气和，从不发怒

陈立夫每次遇到困难，往往只怪自己，不怪别人，所以不会发脾气，更不会因此和别人冲突。陈立夫担任蒋介石机要秘书时仅27岁，他一个人在蒋公馆办公，一天忙到晚，亦没有一位同事，更无发脾气的对象。后来他由科长进而代理秘书处长，亦未发过脾气。他29岁担任国民党中央党部秘书长等职，手下都是前任留下来的人，陈立夫仍客客气气待他们。

有了以上原则，遵守不渝，乃能达致百岁之年，天命亦人力焉。陈立夫的身体并不特别强壮，自58岁起即患糖尿病，亦曾因胆结石及膀胱结石动过外科手术，其他的病亦曾生过，能活过百岁，与他的保养之道密不可分。

总结起来，陈老的长寿秘诀就是：养心在静，养身在动；饮食有节，起居有时。

附：

●秦太太口授之"内八段锦"动作

（1）头部

①以双手盖住耳朵，再以食指、中指打击脑后百下。

②以双手食指及中指在两方太阳穴摩擦百下。

（2）眼部

以双手盖住双眼，左右移动百下。

（3）耳部

①以双手盖住双耳，开开关关百次。

②以双手食指按住双耳耳垂上下移动百次。

③以食指插入耳孔旋转百次。

（4）鼻部

以两食指在鼻子两边上下摩擦百次。

（5）胸部及腹部

①右手在右胸部转圈，同时左手在腹部转圈一百次。

②左手在左胸部转圈，同时右手在腹部转圈一百次。

（6）腰部

以左右两手同时上下摩擦腰部共一百次。

（7）腿部与脚部

①以双手摩擦左右大腿及小腿各一百次。

②以右手摩擦左脚心，以左手摩擦右脚心，各一百次。

（8）睾丸部

①以双手摩擦睾丸两边一百次。

②以双手搓阴茎一百次。

●**陈立夫自制治疗心肌梗死症之药方**

（1）取芹菜（可降血压通血管）半棵，切成小块，用打果机打烂。

（2）加黑木耳（可使血小板不凝结），浸水后一饭碗之量，加入打果机打烂。

（3）加冬菇（血管之清道夫），浸水后去蒂，一饭碗之量，加入打果机打烂。

（4）加山楂粉（可平血压、通血管）二两及水若干，用打果机打烂成薄浆。

（5）加丹参粉（治心肌梗死的有效药物）二两及黄芪粉二两，加水用打果机打烂成薄浆。

（6）加黄芪粉（治心肌梗死的有效药物）二两及水若干，用打果机打烂成薄浆。

（7）将以上薄浆放入锅中煮滚后，倒入瓶中，置入冰箱，分五六天与燕窝同于早饭前煮食之。

此为陈立夫自己发明，服了六年之久的药方，可使心肌不致梗死。他有友人服之，认为确有效果。

9. 张学良

张学良（1901—2001），东北军"少帅"，中国近代著名爱国将领，享年101岁。1936年12月张学良与杨虎城将军联手发动震惊中外的"西安事变"，周恩来对其评价是："民族英雄、千古功臣。"张学良达百岁高寿，其养生之法总结如下。

心胸开阔，善良"健忘"

张学良一生多灾多难，甚至遭到过沉重打击，但自己始终能够做到心胸开阔。如范仲淹所说的那样："不以物喜，不以己悲，……先天下之忧而忧，后天下之乐而乐。"一直保持坦荡乐观的心情。晚年的张学良信奉"为善最乐"的生活信念。

尽管蒋介石至死都对张学良耿耿于怀，但张学良却以德报怨，在蒋介石去世时，他亲自送去一副挽联，以示悼念之情："关怀之殷，情同骨肉；政见之争，宛若仇雠。"从这副挽联中不难看出，张学良已把蒋给他的漫长"管束"视若等闲。这足以证明张学良确是个能够忘记仇恨的人。

张学良的另一个仇人，就是自1936年起负责监管他的军统特务刘乙光。此人整整"管束"张学良25年，可谓时间最久的"狱头"。张学良到台湾后，刘乙光对他的"管束"更为变本加厉。甚至在发生"二·二八事变"的紧张时刻，刘乙光还想趁机用乱枪将张学良夫妇打死，然后再向蒋介石报告说系乱民进犯时所为，可见刘乙光对张学良的恶劣态度。即便如此，当刘乙光奉命调离之时，张学良还主张送给他一笔钱，以表示对他"看管自己多年"曾给予的"好处"的一点心意。

运动是驱逐忧愁和仇恨的最佳"消除剂"与"万能良药"

张学良非常热爱体育锻炼，20世纪30年代他在东北大学任校长时就经常到学校的游泳池游泳。每天公务再忙，晨起仍要有30分钟的长跑锻炼，几乎风雨无阻。在被软禁时期，他还坚持做自编的健身操，以增强体质。

张学良在日记和信件中多次流露，认为在幽禁生活中最大的问题就是心情忧郁。而体育运动则是驱逐心中的忧愁和仇恨的最佳"消除剂"与"万能良药"。张学良悟出这一医学理论的实用价值在于，多运动可以少用脑，同时在困境中运动又可促进人体内各脏器功能的改善与调解。这直接有利于人的身体健康，人的身体无病，则有利于抵御各种精神压力与天灾人祸的侵袭。因此他认为监禁期间的体育活动已不仅是为了健康的需要，而是与他是否有良好的精神状态来面对无边苦难息息相关了。

在幽禁期间，张学良想尽办法，利用周边环境开展户外运动，为自己创造见阳光和让身体出汗排毒的机会。譬如打网球、游泳，在林带、山顶和河边等地散步、打猎、登山等，有时还与看守他的特务们一起打篮球。这些活动既可以活动血脉，吸入大量的新鲜空气，同时通过深呼吸也可达到增加肺活量和刺激呼吸道的作用。尤其是每天清早，张学良的户外活动可以让他呼吸空气中的大量负离子，这样有利于"清扫"呼吸道。

1980 年后，已经 80 岁的张学良体育锻炼明显减少，是因为他听从了张群老先生的忠告。张群根据自己长寿的经验，提醒张学良必须克制"好动"的性格，张群的劝告可归纳为以下几条：

（1）减少户外体育活动的时间。譬如从前张学良喜欢长时间户外散步，有时甚至一口气可以走上 3 个小时之多。这样做体力消耗过大，因此一定要把户外运动时间限制在 1 小时之内，这样对年逾古稀的老人是适宜的。

（2）切忌在运动时心脏负荷过重。散步和慢跑时强度一定要控制在适当水平，心率不得超过每分钟 110 次。

（3）饭后 1 小时内不能外出，洗澡要在饭后 2 小时后进行。

（4）在天气变化时不要出门。

但是，每天清晨的散步张学良还始终坚持着。医生提醒他，在所有健身运动都基本停止后，散步就是老年人唯一可行的户外运动。快步行走不仅有利于防止心脏病的发生，还可防止骨质疏松症的出现。医生认为全身性的肌肉运动可以改善腰部疼痛和内脏的功能，因此他建议张学良最好把散步的习惯保持下去，直到无法行走为止。

后来，张学良的家庭医师克威·詹姆斯先生建议他，在散步时一定要改变多年前头脑中形成的固有印象，即一定要在清晨到室外去。克威·詹姆斯的见解与张学良截然不同，他认为，每天清晨都准时外出活动并不是有益的事。因为他在多年室外测试中获得了一个数据，即上午 6 点至 9 点，室外空气中弥漫着大量对人体并无益处的二氧化碳气体。飘荡在空气中的许多有害物质在这个时间段浓度很高，会通过晨练者的呼吸进入肺部，从而给人体造成危害。特别是一些树林、河边的二氧化碳更多。9 点以后可以外出，因为这时太阳升高，大量混杂在空气中的有害物质会随着阳光下大量光合作用生成的氧气而遭到"驱逐"。因此，他建议张学良最好把每天的室外锻炼安排在傍晚时分。这时，空气中有益于人体的氧气正在不断增多，所以在这时去室外做有氧活动最为适宜。

张学良还坚持日光浴的养生原则。晒太阳可以促进体内维生素 D 的贮藏，对提高人体骨骼密度和避免老年人骨质疏松症都有极大益处。所以当他以 93 岁高龄去美国定居时，坚持选择了在夏威夷居住，主要原因就是他认为那里临靠大洋，光照强烈，一年四季几乎长夏无冬，每天都可以晒到太阳。他后来不能行走了，也坚持每天出去晒一会儿太阳，只是以轮椅代步。

饮食规律，少吃比多吃强

年轻时，张学良作为东北的少帅，公务繁忙，应酬无数，烟酒无度。但自从被囚禁后，他的生活饮食就规律不少，尤其在国外的晚年时期，一日三餐定时定量，以素食为主，不喝烈性酒，生活也

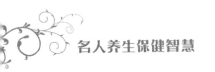

随之非常有规律，上午看报，中午午睡，下午练书法、听音乐。

在物质给养方面，张学良也主张勿贪多，少吃比多吃强。他认为：少吃多得益，多吃不得益。吃得过于多，甚至还有害身体。1970年后，张学良的饮食习惯随着生活环境的改变逐步得到控制。70岁后，张学良仍保持着健康的身体。

护目益寿，多食生姜少看电视

早在张学良将军在贵州时，眼睛就已经花了。他在给胞姐张冠英的信中提道："我数年来精神甚好，身体也还不坏，惟独眼睛有点花了。那么，就是所谓年过四十岁才觉得老的道理吧！"张学良视力下降的原因，是在菜油灯下读书写字造成的。从那时起张学良就开始注意保护视力。他的养目疗法，没有先进的医疗器械，而是因地、因时制宜，尽量改善视力，例如闭目养神疗法。为了改善视力，张学良将不分昼夜读书写字的做法进行了根本改变，他把全部读书时间都放在日光充足的白天，读一两个小时，就闭目凝神，静默不语。在恬静中让眼睛得到充分休息，再让眼球在与阳光不接触的条件下进行旋转。当他睁开眼睛后，极力向远方眺望，以便让视力适应新的环境。

1946年张学良到台湾后，视力有所改善。除生活环境大有改观外，他遵医嘱所做的护眼操也明显起到了改善视力的作用。在高雄时有位老中医为张学良诊病，建议他多食生姜以保护眼睛。医生认为生姜辛辣，有刺激心脑血管、促进血液循环的特效。"眼得血而能视"，有了充足的血液供给，才能彻底改善视力。经过几年的生姜疗法，张学良的视力果然得到进一步改善。不过，随着年龄的增长，张学良晚年的视力仍在不断下降。为保护眼睛，从1970年后，张学良开始戴墨镜以遮蔽较为强烈的紫外线照射。为了护眼，他甚至极少看电视。20世纪90年代后期，张学良采取不读书、不看报的护眼手段，尽量保持视力。他喜欢了解新闻，于是请秘书为他代读。这时他不仅在阳光下要戴墨镜，即便在室内和客人交谈，也要戴上墨镜，以避免光线对眼睛的刺激。由于张学良晚年采取了强制性的护眼法，所以他的视力才得以维持。虽然1997年后他白内障发作，不过右眼始终可以视物。

感冒事大，提前预防

家庭医师克威·詹姆斯曾经对张学良和夫人说过："上了年纪的老人，每年少得一次感冒，就胜过吃若干补品。感冒对年轻人也许不是什么大事，但对于老年人却是非常有害的疾病。"

克威·詹姆斯医师提醒张氏伉俪：老年人之所以要把预防感冒当作头等大事，是因为人老了之后，体质本就十分脆弱，各脏腑器官大多处于生理功能减退的时期，这种时候如频繁遭受外寒侵袭，就很容易引起内脏病变。为减少感冒的发生，医生特意为张氏夫妇列出了一些注意事项。

（1）节制饮食。

（2）睡眠时间不宜过久。医生发现张学良暮年午睡的时间一般较长，有时从中午12点一直睡到下午4点方醒（而他清早起床的时间是10点）。他认为适当午睡是有益的，但如白昼睡眠过多，夜间睡眠可能减少或失眠。他希望张学良每天保持大脑神经细胞一定程度的兴奋状态，这样有利于防止阿尔茨海默病（俗称"老年性痴呆"）。

（3）多饮白开水。医生了解张学良早年的生活习惯，担心他从前喜欢饮咖啡、喝浓茶的习惯，会成为老年时发病的诱因。他多次劝告张学良少饮或不饮咖啡，理由是咖啡虽有兴奋神经的作用，但对老年人的害处也恰好在此，因为强烈刺激可能诱发心血管疾病。家庭医生鼓励张学良改饮白开水，原因是可以稀释黏稠的血液，水的养分也便于正常吸收，有利于健康。

总结起来，张学良的长寿秘诀就是：心胸开阔，善忘怨仇；户外锻炼，饮食戒贪。

10. 马寅初

马寅初（1882—1982），中国著名经济学家、人口学家，曾担任中央财经委员会副主任、北京大学校长等职，享年100岁。马寅初之所以能够成为后世学人的精神风标，成为北大校史上与蔡元培齐名的校长，正是缘于他敢怒敢言敢坚守，"宁鸣而死，不默而生"。

马寅初的"新人口论"和"团团转理论"自1958年开始被批判，高压之下他提笔应战："我虽年近八十，明知寡不敌众，自当单身匹马，出来应战，直至战死为止，决不向专以力压服不以理说服的那种批判者们投降。"在持续两年多的大批判中，马寅初没有写过一个字的检讨。

马寅初一生饱经风霜，历尽坎坷，竟然能获得百岁长寿，其养生要诀在于以下几条。

首先是胸襟宽阔，不为名利所累。马寅初在33岁时就获得经济学博士学位，他谢绝了美国哥伦比亚大学的高薪聘请，毅然回到祖国；当时蒋介石欲派他到美国考察并委以要职，他没有动心；孔祥熙让他当部长，他更不屑一顾。他认为光明的信仰、钢铁的意志、大海的胸怀是一个人生命力的基础。

其次是长期坚持锻炼，雷打不动。长期以来，马寅初不论刮风下雨还是冰雪交加，从不放弃锻炼身体。他年轻的时候，喜欢游泳、骑马、登山、跑步等体育项目。有一次，他在游泳馆里见到一位93岁高龄的医生并向他请教长寿秘诀，老先生告诉他，洗冷热水澡可延年益寿。马寅初听后很感兴趣，便养成了洗冷热水澡的习惯，一直坚持了80多年，终生不断。进入老年以后，剧烈运动的项目减少了，但马寅初仍坚持冷热水浴，并坚持散步、打太极拳、爬山等活动。

他在浙江大学任教时，常去灵隐寺打太极拳，任北京大学校长时，常常去爬山。香山海拔557米，山势陡峭，有一险处人称"鬼见愁"。80岁那年，他又一次登上"鬼见愁"，大家称他为"鬼见愁"上的"一棵劲松"。90岁那年，马寅初近乎瘫痪，失去了爬山的能力，但他没有半点悲观情绪，而是拄着拐杖在庭院里练习走路。夏天，他每日扇扇数千次，以活动臂腕，增强肌体的抗病能力。

再次是起居规律化，养成良好的生活习惯。几十年来，他岿然不动，遵循不变。每日白天工作，晚上学习，晨起锻炼，睡觉前洗个冷热水澡。他每天晚上就寝前洗浴一次，先进热水盆里洗，泡15分钟后出浴，过三四分钟后再进冷水盆里洗一下，或用冷水淋浴。

马寅初一日三餐按时进食，从不讲究、从不挑食，也不吃补品，最常饮用的就是冷开水。平时不抽烟，不饮酒，只吃热汤热饭，每顿吃八九分饱。他"吃食素淡"，每天粗茶淡饭，极少荤腥，尤其爱吃燕麦粥，每天早餐必备。食用方法是每次用50克燕麦片加开水冲泡，佐以热鸡蛋一个，长年坚持不懈。

马寅初有一个独特的生活习惯，就是每周两天以水果代餐，不吃其他饭菜。

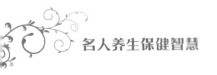

最后是生病时要有与疾病做顽强斗争的毅力和信心。马寅初91岁高龄时接受了直肠癌手术，创造了医学史上的奇迹。

总结起来，马老的长寿秘诀就是：心胸豁达，遇事冷静；洗冷热浴，吃水果餐。

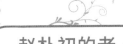

赵朴初的老人七悟和宽心谣

赵朴初（1907—2000），著名的社会活动家、杰出的爱国宗教领袖、中国共产党的亲密朋友，中国民主促进会创始人之一。曾任中国佛教协会会长。

以下内容是赵朴初老人在91岁时创作完成的。

1. 老人七悟

我今已古稀，感悟有七，写出来与老年朋友共勉。

（1）活着：日出东海落西山，活一天少一天，过一天乐一天，乐一天赚一天。

（2）高兴：高官不如高薪，高薪不如高寿，高寿不如高兴，高兴了就好；只有高兴是"现款"，其他至多不过是"支票"而已。

（3）自己的：地位是暂时的，荣誉是过去的，健康是自己的。

（4）不一样：父母对子女的爱是无限的，子女对父母的爱是有限的；子女有病，父母揪心，父母有病，子女对父母问问、看看就知足了；子女花父母的钱，理直气壮，父母花子女的钱，就不那么顺畅；父母家也就是子女的家，子女家可不是父母的家，不一样就是不一样。明白人把对子女的付出视为义务和乐趣，不图回报；一心想回报，就是自寻烦恼。

（5）**指望谁**：养病指望谁? 指望子女，久病床前无孝子；指望老伴，自顾不暇，无能为力；只能指望钱，用钱养病。

（6）**怀旧**：常想一二忘八九，健康长寿样样有；老当益壮天地宽，满目青山松和柳。

（7）**直面死亡**：生老病死，自然规律，人人平等，要有思想准备。

2. 宽心谣

日出东海落西山，愁也一天，喜也一天。

遇事不钻牛角尖，心也舒坦，人也舒坦。

每月领取养老钱，多也喜欢，少也喜欢。

少荤多素日三餐，粗也香甜，细也香甜。

新旧衣物不挑拣，好也御寒，赖也御寒。

常与知己聊聊天，古也谈谈，今也谈谈。

内孙外孙同样看，儿也心欢，女也心欢。

全家老少互勤勉，贫也相安，富也相安。

早晚操劳勤锻炼，忙也乐观，闲也乐观。

心欢体健养天年，不是神仙，胜似神仙。

第五部分

珍惜现时，享受余生

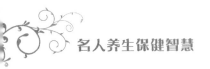

又一位同学好友悄悄"上天"了，从受邀到离去，才几个月。进入花甲老年的我们这代人，兔逝狐悲之后，痛定思痛。天堂路可遇不可求，人间道还得往下走。

康熙"还想再活五百年"，只是说说而已。我们离七八十岁的平均寿命（美国 78 岁，中国大陆 73 岁，中国香港 82 岁，中国台湾 79 岁），不到二十年了，弹指之间。扣除"看不见，食无味，走勿动，全忘记"的终老期之外，可以自我支配并自由享受的时间还有多久呢？步入老年，顺应自然，及早退下，不与天公试比高。

过去的已经过去，永不回复；未来如海市蜃楼，尚不可知；只有现时才是老天赠予每个人实实在在的礼物，唾手可得。好好珍惜身边的，时时在乎眼前的，细细享用到手的，美美品味口中的。真真切切、快快乐乐地过好每一天，才是人生最重要的、最受用的、最幸福的。

决定生命长短有三大要素：遗传基因，生存环境，思维及生活方式。唯有最后一项是完全能由自己把握和掌控的，对于提高老年生活的品质，其作用并不亚于物质条件。中年进入老年，人体会经历激素失衡后自动适应的过程，然而思维及生活方式的改善和调整，必须依靠自身努力才能完成。

进入老年，享受余生，心态上要确立三视。视身渐老：不急不赶，不争不火，量力而行，防病治病；视心不老：继续老爱好，发现新兴趣，接受新事物，与时俱进，学习到老；视死如归：来自大地回归大地，坦然而归，"质本洁来还洁去"，安乐而去。

进入老年，享受余生，观念上要学会"三自"。自立：积谷防老，立足自身，不靠福利，尽早规划好余生；自助：学会做家务，学会打理自己的事，学会独处和孤独，适应二人天地甚至独身世界；自乐：自找乐子，自娱自乐，寻回童趣，自得其乐，兴致勃勃，豁达开朗，原谅伤过你的人，忘却让你伤心的事，还清你欠人的情，无怨无憾，自由自在。

进入老年，享受余生，生活上要坚持"三不"。不烦：远离劳力事和利益事，人不烦，回避麻烦事和是非事，心不烦，懂得糊涂，要会舍弃，学会说不；不省：心仪的东西要买，想去玩的地方要去，该享受的要舍得，应当花的钱要花，眼睛一闭，钱就是纸；不等：箱藏的靓衣即穿，感兴趣的事快做，没有实现的老梦要圆，未回报的旧恩去报，想做的好事就做，时不我待。

进入老年，享受余生，健康上要遵循"三动"。动手：动肢舒筋活血，做操、散步、旅游、跳舞、打拳……动则活，动则通气，动则勃勃生机；动脑：读书、看报、写作、下棋、学电脑……观察、分析、思考，不锈的大脑才是生命之本；动心：看重交情，善于交流，聚旧友，交新友，浅则人际交流、信息交流、经验交流，深则思想交流、信仰交流、心灵交流。手—脑—心的循环和互动正是人体生命力之所在。

进入老年，享受余生，与儿孙相处要注意"三少"。少管：留给双方多一些空间，距离就是美，儿辈已中年，早就断奶，孙辈更无抚养之责；少留：给儿孙留财不如留才，为不肖子孙留财可能反而害了他，争气的后辈挣得比你还多，守住老本，拒绝啃老；少望：儿孙自有儿孙福、儿孙路，莫把儿孙的成败当作自己的胜负，少把

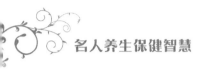

养老和孝道的希望寄托在儿孙身上，少一份期待少一些失望。亲情是爱的双通道，并非单向的奉献。有多少老年父母抱着"望子成龙""养儿防老"的美好愿望，反成拔苗助长、龙头蛇尾的无奈结局，甚至落得房财两空、累苦终老的悲惨余生，要引以为戒。

进入老年，享受余生，同老伴的关系做到"三相"。相得益彰：投合、迎合、配合，展开婚后的再次磨合，同趣、同爱、同好，求大同存小异；相敬如宾：互尊互敬，至爱至亲，善待善终；相依为命：互帮互助，互扶互靠，共担艰辛困苦，共尝酸甜苦辣，共享夕阳美景，共走茫茫天路。老伴老伴，不是各自飞的同林鸟，而是志同道合的老伴侣，更是心手相连的生命共同体。

对于打工族来说，退休后才有时间、金钱、健康三者皆全的这么一点点黄金岁月，是唯一的，也是最后的，应成为人生的制高点。尚存的"看得见，食有味，走得动，不忘记"的美好时光，弥足珍贵，稍纵即逝，务必牢牢抓住，紧紧把握。

本文作者：陈松鹤

第六部分

312 经络锻炼养生法

　　经络是 2500 年前中国医学最伟大的发现。《黄帝内经》明确指出经络有"行血气，营阴阳""决生死，处百病"的重大作用。也就是说经络的作用是专门防病治病、保健长寿，是人体的总控制系统。根据经络学说，人体的一切功能都是在经络系统控制下运行的，经络失控正是人体疾病的原因，而疾病的痊愈则是经络发挥了调整作用的结果。

312 经络锻炼养生法防治百病

　　312 经络锻炼法的发明人祝总骧教授运用经络学理论，经过千百次的探索和实践，从人体 14 条经脉线中找到了 3 条主导全身经络系统的经脉线，并进一步从全身 300 多个穴位中，找到了这 3 条主导经脉线上的 3 个最敏感的穴点，即合谷穴、内关穴、足三里穴。3 个穴位具体位置及其作用的身体部位详见图 1。

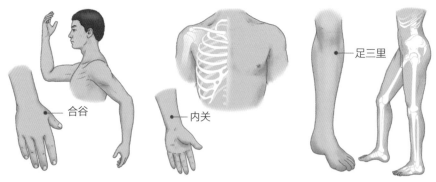

图 1　合谷穴、内关穴、足三里穴位置及作用部位

祝教授创造性地提出应直接按摩这 3 个穴位来刺激 3 条主导经脉线，锻炼这 3 条主导经脉线就牵动并激活了全身的经脉运动。这就是祝教授首创的按摩点、刺激线、牵动面的科学锻炼经络方法的核心——"312"中的"3"。

"312"中的"1"是祝教授根据人体内有 9 条经络线贯穿在腹部的分布情况，结合人的呼吸运动，提出了用腹部的起伏呼吸动作来强化锻炼腹腔内的 9 条经脉线，使人的精力充沛。这种呼吸方式被称为"腹式呼吸"，具体操作方式详见后文。

"312"中的"2"是用人体双腿的屈伸运动带动全身经络，达到防病治病、提高体力的目的。如何进行双腿运动后文有详细介绍。

实践证明，每人每天只要用 25 分钟时间进行 312 经络锻炼，就可以有效防病治病，永葆青春，健康长寿。

实践证明，按摩合谷穴、内关穴和足三里穴这 3 个穴位对一般急性病痛确实有缓解之效；意守丹田、腹式呼吸能锻炼腹部 9 条经脉，对防治一些慢性病，如高血压、失眠等有较好的效果，并可使人的精力充沛；以两条腿运动为主的体育运动是活跃全身经络，加速气血运动的简便方法，可以增强体质，防病治病，对人类三大杀手（脑中风、心肌梗死、癌症）有重要的预防作用。所以，3 种方法的作用不同，效果不同，缺一不可。必须将 3 个穴位的按摩，一种腹式呼吸锻炼和两条腿运动结合起来，锻炼经络，才能起到作用。

312 经络锻炼养生法的操作

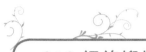

1. 三个长寿穴位

·合谷穴·

取穴方法：合谷穴在手背第一、二掌骨之间，第二掌骨桡侧缘中间凹陷处。伸出右手，将拇指和食指分开，展露虎口，把左手拇指横纹放在右手虎口处，向下按住，拇指点所指处就是合谷穴，具体操作详见图2。左手合谷穴取穴与右手方法相同。

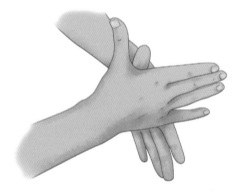

图2　合谷穴取穴方法

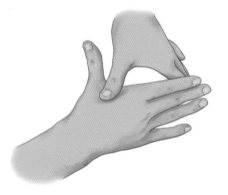

图3　合谷穴按摩方法

按摩方法：找到合谷穴后，将另一只手的拇指点按在合谷穴上，一紧一松，有节奏地按压，一般每两秒一次，详见图3。

按后感觉：按后穴位感觉到酸、麻、胀，血气在上下走窜才好。

按摩效果：合谷穴属于大肠经，又是公认的可治百病的长寿穴。因此，按摩合谷穴对于发生在头部、颜面部、上肢等部位的疾病，如头痛、牙痛、发热、颈椎病、肩周炎等均有较好的缓解作用。

·内关穴·

取穴方法：内关穴在腕横纹上2寸处，即用自己另一手的3个手指，横放在腕横纹上，在手腕两盘筋间取穴，具体操作详见图4。

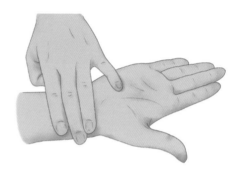

图4　内关穴取穴方法

按摩方法：将另一手拇指指腹按在内关穴上，其余4指顺势握紧手腕外侧，指甲要剪短，有节奏地按压，详见图5。

按后感觉：按后穴位要感觉到酸、麻、胀，并且这种感觉会放射至手指端或上臂。

按摩效果：内关穴属于手厥阴心包经，该穴从胸中开始，通

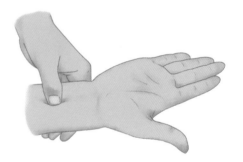

图5　内关穴按摩方法

过膈肌，进入掌中，至中指止。按摩内关穴对于心脏病、胃病、乳腺疾病等有特效。另外，按摩内关穴还可以缓解晕车、眩晕、呕吐等。

·足三里穴·

取穴方法：足三里穴在腿上，每个人膝髌盖骨下外侧都有个凹陷，这个凹陷是犊鼻穴，足三里穴距离犊鼻穴有4指，即将自己的4个手指横放在犊鼻穴下，于胫骨旁一横指处即可准确找到足三里穴，

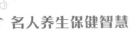

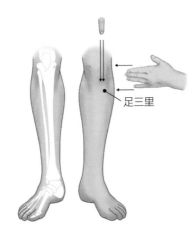

图6 足三里穴取穴方法

具体操作详见图6。

按摩方法：可用大拇指按摩足三里穴，也可用小刮痧板、小竹棍等器械行辅助按摩，节奏为每两秒一次。

按后感觉：按后局部感到酸、麻、胀，且因对胃肠道有疏通作用，故按后半小时内，会出现打嗝、排气等现象。

按摩效果：足三里穴属于胃经，该经从头到脚，纵贯全身，故对五脏六腑均有调节作用，对牙痛、头痛、发热、鼻炎、口腔溃疡、颈椎病、高血压、腹胀、胃痉挛等均有较好的缓解作用。民间有这样的说法：要得安，三里常不干。就是说想平安无病，就要经常刺激足三里穴。

2. 一种腹式呼吸

方法：平卧或端坐，全身放松，意念集中在丹田，尽量排除杂念，保持胸部不动。用鼻子吸气，慢慢地吸，意想所吸之气达到小腹（丹田），让小腹慢慢地鼓起来。呼气时，收缩腹肌，小腹凹进去。开始时可能会快些，每分钟10次左右，以后逐渐减少到每分钟4~5次，每天早晚各做1次，每次5分钟。腹式呼吸动作示意详见图7。

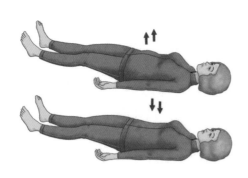

图7 腹式呼吸示意图

作用：腹式呼吸能调动体表的 9 条经络，促进气血的运行，使人体各个系统都处于稳定平衡状态，也有助于大脑的调整和安静。除此以外，腹式呼吸对局部血液循环和淋巴循环也有促进作用，能增加肺通气量，促进各脏器的经络气血活动，增强脏器的功能。

注意事项：腹式呼吸强度一定要因人而异，不要盲目地与他人攀比，要根据每个人的身体情况进行调整，不同性别、不同年龄、不同体质的人，呼吸的次数、频率不同，尤其是心脑血管病和哮喘病的患者，更要严格控制呼吸的深度和频率，要循序渐进，不要刻意追求达到某种标准。

3. 两条腿运动的体育锻炼

312 经络锻炼法中提倡的以两条腿为主的运动可以多种多样，如下蹲、散步、爬山、跳舞等。通过大量的临床验证发现，下蹲是一种简便易行，又行之有效的运动方式。

方法：自然站立，全身放松，双脚分开与肩同宽。双臂伸直，平举至胸前，开始下蹲。起立，收臂，一般每次可做 5 ~ 10 分钟，或每次下蹲 50 个，每日 1 次。开始时可先蹲 20 个，数量逐渐增加。身体虚弱者，可借助身边的支撑物，如墙、床、桌子、椅子或院子中的树木等，进行下蹲活动，贵在坚持。两条腿运动动作示意详见图 8。

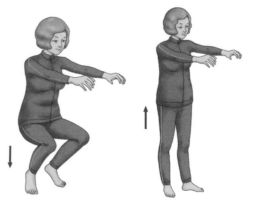

图 8　两条腿运动示意图

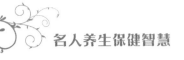
作用：人的每条腿上都有 6 条经脉走行，这些经脉可以调节五脏六腑，加速气血运行，使人体经脉通畅，脏腑的功能达到一种新的平衡。

注意事项：在进行下蹲运动时要循序渐进，开始时不要一次做很多，要使运动量保持在活动后稍有气喘，脉搏跳动在每分钟 120 次以内，如果超过了这个限度，就会使身体感到疲劳，反而不利于养生。

温馨提示

1. 按摩穴位时要注意保温

经络只有在适当的温度（25℃左右）下通过按摩穴位才能被激发，变得活跃起来。针灸实验表明，如果把温度降到 20℃以下，则针刺的"得气"（酸、麻、胀感觉）现象就会不明显。因此，临床上经常会看到灸与针、灸与拔罐一起操作，即在针灸和拔罐前先在穴位上进行艾灸，当局部温度升高后，再进行针灸和拔罐，使治疗效果更加显著。有资料报道，很多疾病，如感冒、高烧不退、肺炎、哮喘、冠心病、消化道溃疡等，只要在其背部热敷（图 9）10～20 分钟，每

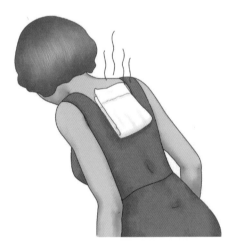

图 9　背部热敷

天 2 次，就可逐渐控制这些症状。这说明要使经络发挥作用，温度的刺激和保温至关重要。所以，在进行穴位按摩和腹式呼吸时，在 25℃左右的温度条件下进行为佳，如果室温达不到，可以盖上被子操作。

②. 意守丹田，腹式呼吸能治疾病

腹式呼吸是一种以"静"为主的全面经络锻炼，对高血压、失眠、糖尿病、胃炎、溃疡、肝胆疾病、心肺疾病、肥胖等脏腑疾病的防治均有效。坚持腹式呼吸，可以使精力充沛，青春常葆，百岁健康。

③. 下蹲是适合中老年人的体育锻炼

体育锻炼的方法有很多，慢跑、下蹲、游泳、散步等都属于有氧运动，要根据年龄、体力和个人爱好来进行选择。实践证明，下蹲是适合中老年人的体育锻炼。下蹲不受场地、时间的限制，在室内就可以进行；老年人可以扶着桌、床、椅自练，安全可靠。

④. 治病保健，找寻适合自己的"312"

初学 312 经络锻炼法的人首先要考虑手法是否正确，如果按摩时确实没有酸、麻、胀的感觉，可沿着其经脉线找其他穴位按摩。但是要记住，就是不敏感的穴位按摩，也有医疗保健的作用。

如果按摩合谷穴不敏感，可以循其经脉向上找手三里穴、上廉（前臂背面桡侧，肘横纹下一横指）穴或曲池穴按摩；内关穴不敏感，可以循心包经向上找到郄门穴或曲泽穴等较敏感的穴位进行按摩，同样可以达到治疗的效果。以上穴位分布情况详见图 10。对于

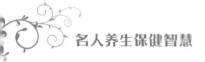
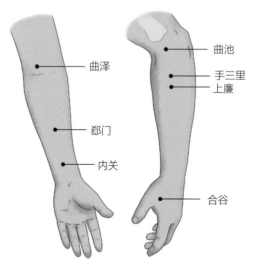

图 10　手臂穴位分布示意图

一些疼痛的疾病，可在疼痛局部按摩，也可缓解疼痛，这就是在寻找适合自己的 312 经络锻炼法。

本部分摘自《特效 312 经络锻炼养生法》

（祝总骧主编，辽宁科学技术出版社出版）

Part 7
第七部分

红墙十二式元气保养健身操

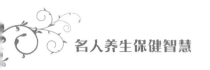

　　"红墙十二式"健身操，是针对中老年人特点编排的一套保健操，具有促进血液循环，增强免疫力，养心健身等功效；同时锻炼老年人肩部、肘部、腕关节的肌肉，促进上肢血液循环。整套操用时15分钟，简便易学，男女皆宜，可让平常很少活动的部位得到充分锻炼。详细的动作解析可参考文后配图。

·第一式：头运动·

　　第一节　头部运动（二八拍）：增加颈椎各关节的灵活度，松解粘连钙化的肌纤维。

　　第二节　仙鹤点水（二八拍）：伸拉颈椎七节，对颈椎血管、神经进行锻炼，缓解神经受压。

　　第三节　左右旋转（二八拍）：加强脑部供血，对各种颈椎病有良好的防治作用。

　　头运动具体动作解析详见图11。

·第二式：扭臂腕·

　　第一节　上下转动（二八拍）：带动全身血液呈螺旋式运动，把血管里的杂质充分带走。

　　第二节　风摆杨柳（二八拍）：增强肩、肘、腕关节的灵活度和手臂的线条。

　　扭臂腕具体动作解析详见图12。

·第三式：像鹤飞·

第一节　拔云见月（二八拍）：带动上肢肌肉和神经的运动。

第二节　仙人分水（二八拍）：锻炼肩部前后粘连肌肉。

第三节　乌龙甩尾（二八拍）：增强手指末梢的血液循环。

像鹤飞具体动作解析详见图13。

·第四式：太极手·

第一节　罗汉冲拳（二八拍）：锻炼手臂爆发力和肌肉的弹性。

第二节　太极云手（二八拍）：拉动腰、臂、颈关节，调理肝、胆、脾胃。

第三节　神龙探爪（四八拍）：全身发热，使十二经脉、奇经八脉都启动起来。

太极手具体动作解析详见图14。

·第五式：拍腰腹·

第一节　天女散花（二八拍）：对骨节的紊乱有矫正作用。

第二节　拍打腰腹（二八拍）：促进肠道蠕动，加速腰部血液循环，经常适度勤拍打可强腰、健腹。

拍腰腹具体动作解析详见图15。

·第六式：转腰椎·

第一节　左右侧压（二八拍）：侧压对腰肌劳损疗效较好，使腰部更强韧。

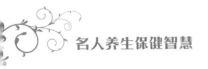

第二节　左右转动（二八拍）：通过转动刺激腰眼穴对各种脊椎类疾病有积极的治疗和预防作用。

第三节　提膝旋胯（二八拍）：增强髋骨的灵活度，对臀上皮神经炎和坐骨神经痛有防治作用。

转腰椎具体动作解析详见图16。

·第七式：转双腿·

第一节　扶膝下蹲（二八拍）：增强下肢血液循环，对风湿性关节炎和增生性关节炎有防治作用。

第二节　里外旋转（二八拍）：放松膝关节四周肌肉，促进腰肢、腰背关节通畅，拉动全身经络通畅。

转双腿具体动作解析详见图17。

·第八式：猫伸腰·

第一节　风轮转动（二八拍）：练习可对关节疾病和全身气血的运行有很强的调节作用，特别针对上肢和大脑气血调节效果显著。

第二节　如猫伸腰（二八拍）：充分拉伸胸椎各关节，恢复体力强筋骨。

猫伸腰具体动作解析详见图18。

·第九式：蹬筋腿·

第一节　屈膝压胯（二八拍）：下压髋关节。

第二节　四方蹬击（三八拍）：锻炼腿部整体爆发力和肌肉的弹性，疏通腿部阴阳经通畅。

蹬筋腿具体动作解析详见图 19。

·第十式：哼哈将·

第一节　扩胸振臂（二八拍）：排除肺内浊气，增强心肺功能，锻炼后肩胛骨。

第二节　哼哈二将（八声）：针对胸闷、气短及抑郁症。

哼哈将具体动作解析详见图 20。

·第十一式：体放松·

第一节　原地踏步（二八拍）：主练脚趾和踝关节，对足跟痛和胫骨内踝炎有防治作用。

第二节　全身放松（二八拍）：充分抖动放松脏腑筋骨，调节全身气血循环。

体放松具体动作解析详见图 21。

·第十二式：深呼吸·

深度呼吸到极致，带动三焦同运动，吐故纳新增强身体机能。

动作要领：两脚自然站立，双手叠放在下丹田，男士左手在下，女士右手在下，鼻孔吸气到极限；用嘴慢慢吐出，越慢越好，共三次。

深呼吸具体动作解析详见图 22。

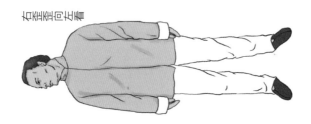

右歪歪回左看

松弛颈肩头脑清

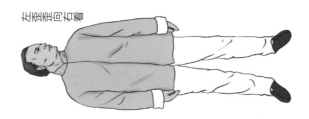

左歪歪回右看

活动颈椎头不晕

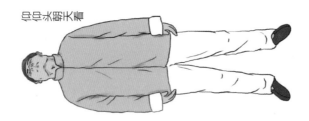

仰身头朝天看

带动任脉畅阴脉

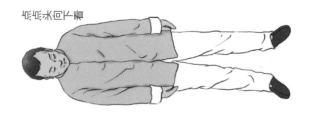

低低头回下看

图11 第一式：头运动

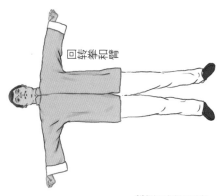

回转拳和臂

能使功效增双倍

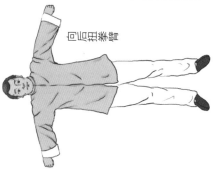

向后扭拳臂

力量适度做到位

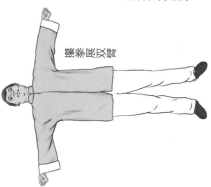

握拳展双臂

向前扭臂昌阳脉

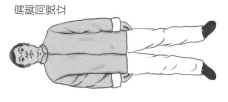

肩脚同宽立

图12 第二式：扭臂腕

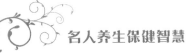

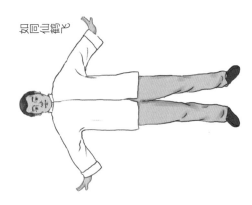

如同仙鹤飞

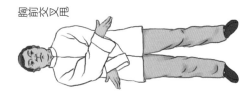

能使功效增双倍

胸前交叉甩

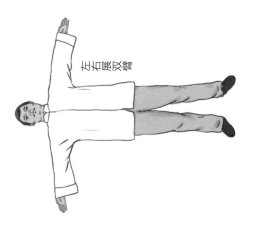

深层呼吸需自然

左右展双臂

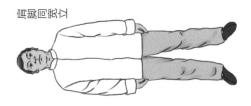

足跟起落欲腾飞

肩膝同宽立

图13 第三式：像鹤飞

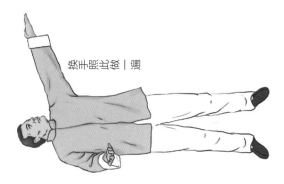

换手照此做一遍

太极八卦取精髓

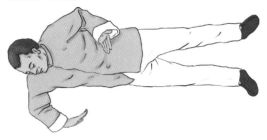

转经腋下回原位

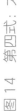

肝胆脾胃皆受益

图14 第四式：太极手

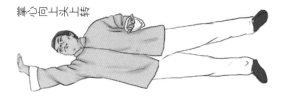

掌心向上头上转

腰背颈筋齐拉动

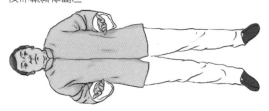

双手托掌在腰间

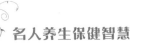
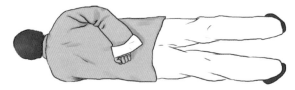

后摆空拳捶阳关

强腰健腹康而安

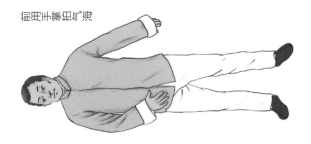

前用手掌拍气海

用力适度勤拍打

摆动双手前后拍

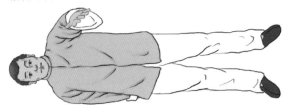

后摆阳关固本源

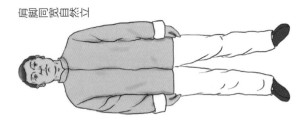

肩脚同宽自然立

图15 第五式：拍腰腹

正向转完反向转

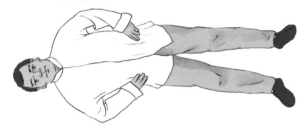

延年益寿保青春

头脚为轴腰旋转

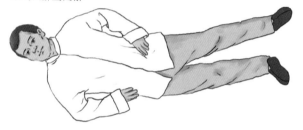

中枢神经常刺激

反反双手腰五枢

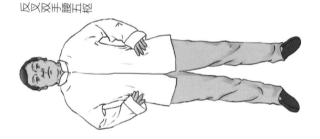

亦可强化造血功

肩脚同宽自然立

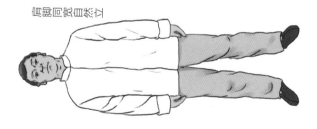

图16　第六式：转腰椎

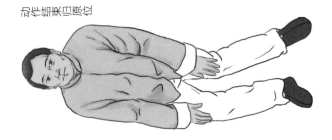

动作结束归原位

拉动全身经络通

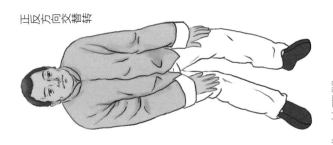

正反方向交替转

腰背肌肉得锻炼

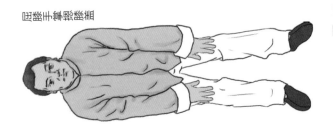

四肢手掌揉膝盖

促进膝胯关节通

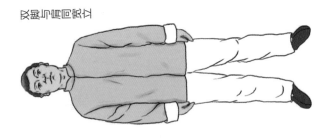

双脚与肩同宽立

图17 第七式：转双腿

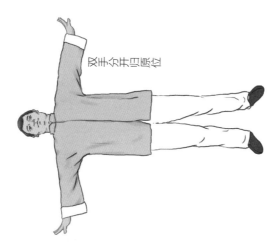

双手分开归原位

骨正筋柔气血通

曲臂虎口托天举

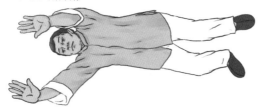

益寿延年拉经筋

屈膝双手斜下推

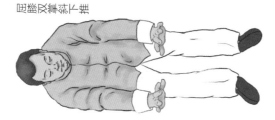

恢复体力强筋骨

夹臂托掌自然立

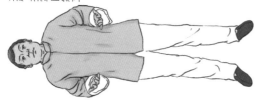

图18 第八式：猫伸腰

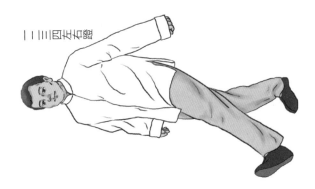

一二三四左右蹬

先调阴阳气血周

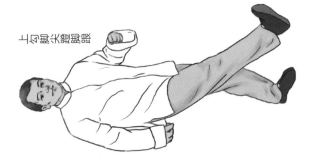

上勾脚尖蹬脚眼

腿部阴阳经通畅

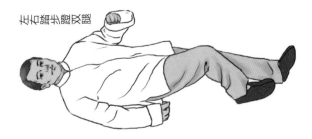

左右踏步蹬双腿

掌蹬腿筋能预防

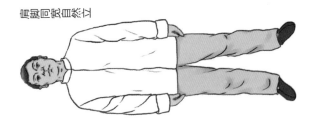

肩脚同宽自然立

图19 第九式：蹬筋筋腿

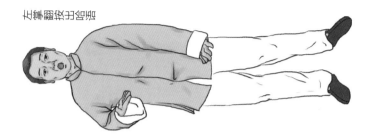

左臂翻按归俗法

纳新吐故精气足

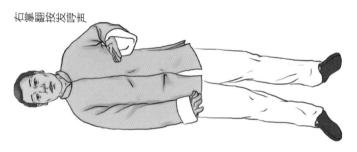

右臂翻按发哼声

脏腑肌肉随之运

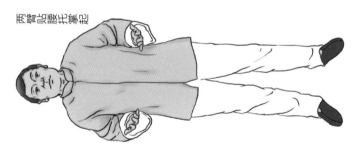

两臂贴腰托掌起

气息并田中运气

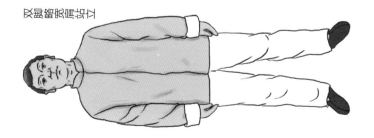

双脚略宽肩站立

图20 第十一式：哼哈将

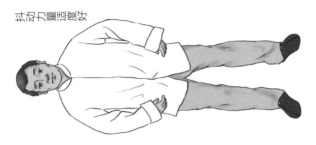

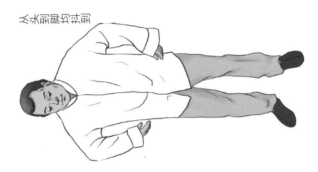

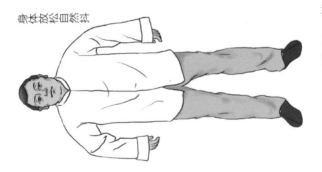

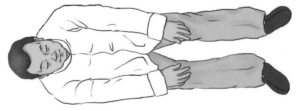

图 21 第十一式：体放松

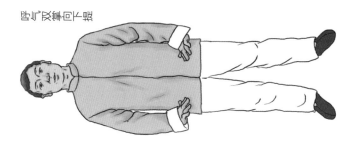

呼气双掌向下提

吐故纳新强身体

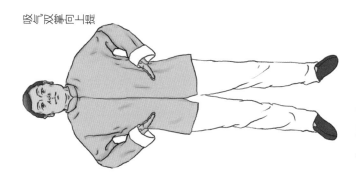

吸气双掌向上提

排浊吸氧利心肺

图22 第十二式：深呼吸

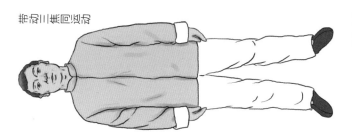

带动三焦同运动

平心静气深呼吸

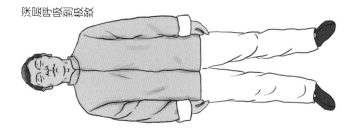

深层呼吸到极致

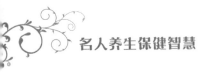

名人养生保健智慧

声　明

　　本书是中国老科学技术工作者协会协同广西壮族自治区老科学技术工作者协会的老同志，对养生保健问题进行广泛的阅读、研究和实践之后，筛选和整理出的一些对老年人很有价值、有意义的养生保健内容。希望将其出版，服务更多的老年朋友。

　　我社针对汇编内容取得了著作权人的授权，但部分内容摘自网络，均经过了多轮转载，未能找到原版权所有人。在此声明，书中内容如有侵权，请与我们联系，我们将第一时间处理版权问题。

　　联系人邮箱：77060343@qq.com。